ADHD新解

Attention Diversity Hyperactivity Dreamer

展現注意力多樣性的行動造夢者

曲智鑛——著

獻給“同族人”

展現注意力多樣性的行動造夢者

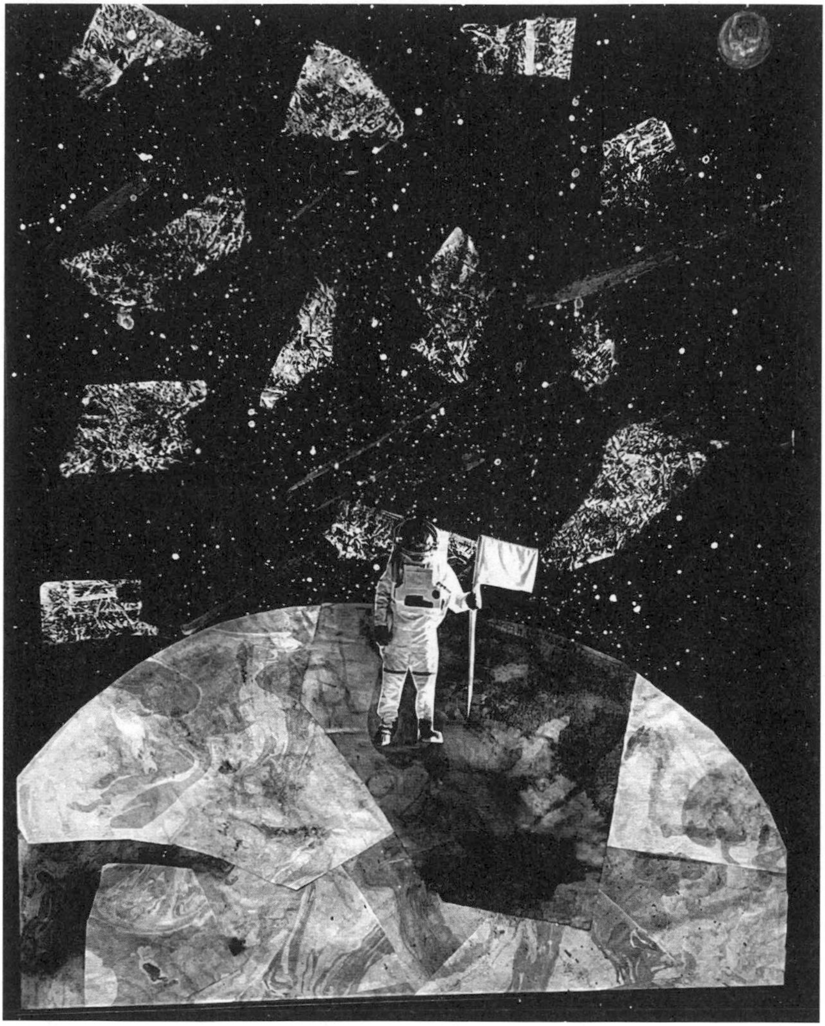

—— 張暄婕（Abby Chang）——

作品名稱：太太太太空了（IN SPAAAAAAAACE）

2024 ｜紙張拼貼、水墨｜ 53.3x38.5cm ｜ Edition of 1

推薦專文

一起來真正理解注意力不足過動症

家庭醫師、還孩子做自己行動聯盟發起人　李佳燕

近年來，注意力不足過動症（也有翻譯成注意力缺陷過動症，我偏愛「不足」的用詞，因為不足就只是不足，可以補充足了即可。）彷彿成了顯學。

除了被診斷有此病症的孩子越來越普遍，現在連成人也有成人過動症。隨意好動吵鬧不聽話的孩子，很容易被親友鄰居老師路人甲乙丙丁隨口即說出：「這孩子是不是有過動症啊？」而坊間各種專家書寫的與注意力不足過動症相關的書籍，無論是關於孩童的、青少年的，還是成人的，更是多如牛毛，只要站在書局標示教養的那一櫃前，迎面撲來的就有好幾本相關的書籍。

既然市面上已經有這麼多與注意力不足過動症相關的書寫了，無論是精神科醫

師、心理師、特教老師都寫了不少，連我這位家庭醫師都寫了一本與台灣主流觀點方向極大差異的《我期待過動兒被賞識的那一天》，再多一本談注意力不足過動症的書，意義是什麼呢？

我與曲老師並不認識，只是久聞其大名。

曲老師說他讀過我的著作，非常喜歡。我很好奇一位在業界與出版界皆鼎鼎大名的專業特教老師，能接納、而且是歡喜接納我對注意力不足過動兒的另類詮釋，會書寫出怎樣一本書？既不能違背台灣對注意力不足過動症的專業主流觀點，又要如大海納百川般，站在我顯然比較像「怪咖」的角度，我以為那是一件世紀困難的工程。

曲老師談起注意力不足過動症，與其他專家的角色，不完全一樣。因為曲老師不僅有豐實的特教以及心理諮商的專業訓練與經驗，還設置了另類的實驗教育機構，更難得的是——他本身就是注意力不足過動的人，他自己深受此特質所苦，也深受此特質所鼓舞，甚至因為此特質，走上助人之路，而自覺很幸運，他的書《不孤單，一起走》，是真的紮紮實實的陪個案一起走，絕非場面話。

正如書上有提到一位個案，雖然上過注意力不足過動症團體一系列的課程，可是幫忙很有限，明明來上課的講師，都是專業的心理師與精神科醫師，深究其中原因，應該是因為這些講師都太「正常」了！他們以專業來教導個案與他人互動的正確方式，情緒表達的適當方式，如何建立正向的人際關係等等，可是，教導的方法，可能都不是個案本身的特質，做得出來的行為改變。

如果協助者本身也具有困擾著個案的相同特質，連同理心都不太需要發揮，便已經足以理解個案所面對的困境，自然給予個案的協助，所提出來的應對策略，改善的方針，都會是針對有此特質的人，比較可行的方向。

這本書頗容易閱讀，沒有艱深的理論，曲老師從淺顯的歷史說起，加入世界的各種論點，有別於過去傳統的論述。我們過去習慣的論述內容，是一講到注意力不足過動症，便是有哪些讓人頭痛的「症狀」，要提高警覺，高度懷疑，這個病症對生活，乃至於整個人生，會造成什麼負面的影響，有哪些方法，可以改善這些症狀，服藥的必要性……等等，把注意力不足過動症，當成像一個全然生理性的疾病看待。

但是這本書，是從「注意力不足過動特質的優勢與天賦」說起。我讀到這裡，真是要熱淚盈眶了！而後才提到注意力不足過動特質的隱憂。這樣的精心安排與遣詞用字，我讀到曲老師的心意。從「疾病」到「特質」，從「優勢天賦」到「隱憂」，正如書中前後一再呼應的「如果能找到與注意力不足過動特質和平共存的方式，它到底是不是病症，也就沒有那麼重要了。」、「找到一個適配孩子特質的環境，這個社會建構的注意力不足過動症，就不再重要了。」

書中亦嚴肅地談及「用藥的問題」、「如何協助注意力不足過動症的人」、「如果父母本身也是注意力不足過動症怎麼辦？」，還有常被忽略的女性注意力不足過動症，以及最近越來越常被提起的幼兒注意力不足過動症，最後是展現注意力不足過動特質的各種生命樣態，以及如何維持注意力不足過動特質的超能天賦。

書中不只有論理，有曲老師本人自身的體驗，有曲老師的個案分享，有社會名人的實際訪談，這些名人都有注意力不足過動的特質，一路走來如何克服這些特質帶來關於學習上的、人際關係上的各種困擾，而能把這些特質同時帶來的各種天賦異稟發揮到淋漓盡致，其中歷程必然並非一片坦途，而是汗水淚水交錯。從這些真實的例子，我們也看到，即使有注意力不足過動的特質，孩子處在適合他的環境，有著理解與支持他的父母，幾乎看不到這些特質對孩子產生負面的影響，反而因為擁有這些特質，而得以發光發熱。

多年來，對於注意力不足過動症的觀點與處置作法，曲老師並非一成不變。書裡，他詳述了從認識自己特殊的氣質，帶著這個特質成長，到如何理解與看待注意力不足過動特質，乃至如何面對與處理這個特質帶來實際生活的困擾，隨著歲月的增長，生命經驗的累積，接觸個案的多元觀察，視野的擴展，他一直在調整與重整中，甚至，我以為在這數十年協助他人的過程中，何嘗不也是曲老師自我療癒的人生旅程？

本書一再強調環境對過動症的影響，對生命保持開放的態度，隨遇而安的處世哲學，開放、民主、容錯和鼓勵的環境，會養成自信與自尊自重的個體，這樣的建議，與我接觸無論是否有過動特質的孩子，長期觀察的經驗不謀而合。同時，培養自我覺察的能力，產生改變的動機，是進一步要適應主流環境時，需具備的能力，以上書裡都有諸多的論述，實際可操作的舉例，讓人受益良多。

在文末，我還是得說明，對本書的內容，我有一小小部分的看法，與作者並不完全相同，不過，這一向是多元化的、變動中的注意力不足過動症的奇妙處境。

主流論述總是建議過動症，第一要事是一定要找專業的精神科醫師診治，本書亦遵循此規範。我一定會有但書：要找到真的理解你的精神科醫師，同時，精神科醫師的診治與建議，也不能被視為如皇后的貞操，不能質疑。整個協助過動特質的個體，應該是一個網絡。中心是個案，圍繞著個案的協助者，包括：老師、輔導老師、特教老師、心理師、職能治療師、家庭醫師、小兒科醫師、精神科醫師，還有照顧者等等。所有專業的觀察與建議，都是值得被傾聽與採納的。

還有對幼兒注意力不足過動特質的判斷，我也覺得不安。因為幼兒的語言表達能力尚不足，大人純粹以外顯行為來做評估，實在很難和好奇、愛動、專注時間短、缺乏社會化等屬於幼兒的本然特質做分辨。尤其透過簡單的檢核表，更容易偏頗。

再來是與過動症論述無關的——談電影《小曉》的觀後建議。確實，無法從這部電影來了解所有注意力不足過動兒的樣貌。但是，我以為這部電影，更讓人看到的是：特殊孩子的處境。當我們在責怪特殊孩子影響我們的孩子的受教權時，當我們在處罰特殊孩子造成學校的混亂時，當我們在嫌棄特殊孩子的舉止，甚至嫌棄她這個人時，請想想，周圍的人是如何對待她的？周圍的「正常人」的嘴臉，是不是更可憎？我們是否正是塑造不利特殊生生存的環境的推手？請看到她的善良、她的勇於維護正義、她的重視朋友的義氣、她的有苦難言、她的渴望被關心與被愛。

「去除世俗價值觀的框架與枷鎖，這樣的特質將不再成為生命中的障礙。」書中的這段話，深深感動了我。曲老師說：「每一個大人需要認真面對的問題：孩子到底是被己身的特質侷限，還是被大環境普世的價值觀所困呢？」

曲老師拋出的大哉問，這絕對是值得我們大人，尤其是試圖協助孩子的大人深思的問題。

推薦專文

理解ADHD，多一點同理

初色／新田心理治療所首席顧問臨床心理師　黃天豪

注意力不足過動症（ADHD, attention deficit hyperactivity disorder），大概是在我們的社會中，爭議最大的精神科診斷之一。二〇一六年七月，立法院甚至為此舉辦過「ADHD之多元探討公聽會」，其中討論了ADHD用藥、ADHD孩子學習環境與處理方式，甚至ADHD診斷是否存在……等議題。這些爭議延續至今，與其說我們的社會對此議題變得更清晰，不如說意見變得更破碎了。

而我認為智鑛老師此時這本《ADHD新解》，對於任何一個關心ADHD的人來說——無論立場是站在哪一邊——都是一本極佳的素材。因為他爬梳了各個面向的觀點，卻不吝於提出自己的看法；例如以藥物來說，他清楚指出它實際的幫助與限制，同時強調「持續訓練」的重要。最重要的是，這些看法除了來自學術文章、專業書籍之外，還來自一個個ADHD的生命經驗，以及當然——他自己的經驗。

貫穿全書，從具名或不具名的生命故事裡，我認為「同理」是他最重要的核心之一。同理這個概念聽起來好像很普通，但實際上非常困難；而「故事」一直是提升同理的最好方式。書中大量故事中，各種現身說法與細節描述，讓這些孩子、成人甚至父母的困難處境與感受，都可以被好好看見，也更有機會讓我們塑造一個擁有適當彈性的環境。此外，「策略」也是他另一個重要核心。因為環境不可能無限包容、現實必然有其限制，因此ADHD的人，也需要學習並持續培養新的因應策略。

不過，「同理」與「策略」，有時候也可能來帶來某種矛盾。書中有一個故事片段特別吸引我注意，正好具體而微地呈現這樣的矛盾：許多ADHD的孩子，在成長過程學會「扮演一個認真聽講的學生」，這樣不但可以避免被老師懲罰，也能減少課堂中的對立與衝突。不過，這樣的策略，也可能讓他人難以同理，甚至懷疑ADHD的存在。智鑛老師從小就學會這樣的因應策略，回到師大讀博士班時，就遇過學姊這樣的疑問：你怎麼可以坐得住？你看起來都認真的……。而他的回覆是：妳怎麼知道我在聽？類似這樣不被信任的經驗，往往是受苦的人最受傷的記憶之一。書中也有這樣的故事：那些最努力、最用心、學習最多策略試圖變成「一般人」的ADHD，卻可能是最不被相信、最被懷疑的一群。而我想，我們也需要能同理他們這種矛盾處境。

這樣的觸動，在我閱讀的過程中不勝枚舉。而我相信，內容如此豐富的這本書，必然有著能吸引與打動讀者的片段，同時帶來更多的理解。而且不只是理解，針對女性ADHD、成為父母的ADHD、ADHD的生涯發展……等特定議題，書中也有實際可行的方向與策略。因此，非常期待這本《ADHD新解》，能夠讓所有ADHD與身邊所有的人，一起成為造夢者！

推薦專文

多一點尊重，多一點彈性

台灣ICF研究學會理事長　廖華芳

很榮幸可以提前閱讀到曲智鑛老師《ADHD新解Attention Diversity Hyperactivity Dreamer：展現注意力多樣性的行動造夢者》這本大作。曲老師以ADHD的親身經驗，同時又是特教老師和知名作家的多重角色，以個人和多位晤談過的知名人物來向大家介紹ADHD的特性（問題和優勢）和了解運用這些特性去讓生命發光發熱的策略和做法。包括是否用藥、重力毯、正向行為支持策略、我的優勢卡、具ADHD特性的家長和女性等等議題。

曲老師書中的一段話「去除世俗價值觀的框架與枷鎖，這樣（ADHD）的特質不再成為生命中的障礙，如何讓這樣特質的孩子活出自我？是身邊的每一個大人需要認真面對的問題：孩子到底是被己身的特質侷限，還是被大環境普世的價值觀所困？」道出ADHD新解的創新觀念。如果自閉症類群是光譜，ADHD更是一個光譜。

和曲老師認識是因親人的特教需求和「我的優勢卡」於兒少社會情緒學習（social emotional learning）運用的諮詢，我約了曲老師一起吃早餐。才短短一個小時，我們由早療、特教、ICF和優勢卡，無所不聊，而且彼此對特殊需求者的看法非常相近，我們都認為服務並不是要將特殊需求者變成一般人，而是去認識、了解和接受他們的多樣性，支持他們去融入社會，參與社會，達到自我實踐。

在世界衛生組織提出的「國際健康功能與身心障礙分類系統」（International Classification of Functioning, Health, and Disability，簡稱ICF）認為每個人的活動和參與是疾病和環境／個人因素互動而成，個人是否健康，不只是看是否有病，是否有症狀，更重要的是在生活中是否能參加並投入各種年齡階段重要的活動，如幼兒階段的遊戲、就學階段的學校生活、就業階段的工作、以及退休階段的休閒運動志工等任務。只要有好的環境支持，有個人的動機，不論障礙的程度如何，每個人都可以有參與。

我以ICF和優勢取向的眼光去享受這本書，如書中所說「人生沒有標準答案，每一個人都不一樣，努力地認識自己，也讓身邊的人理解自己，選擇適合自己的環境，做自己有熱情的事情，我相信生命會變得很不一樣。」這是我推動我的優勢卡的主要緣由，只要每個人有機會去察覺和表達自己的優勢和需要的支持，他的優勢和需求也能被看見並得到支持，那麼他就能有機會去過自己想要過的生活。

大人們可以使用我的優勢卡適度引導孩子去察覺自己的問題，以及找出一些問題解決策略去克服這些問題；同時也要善用ADHD的優勢和天賦，認識與生俱來的優勢禮物，創造屬於孩子自己的生命價值。曲老師特別強調大人尊重ADHD孩子的特質和保持彈性的重要性，而隨遇而安的處事哲學是ADHD的良藥。我寫到這裡很開心，因為我的優勢卡就是尊重當事人的表達意見，而我個人的優勢之一就是彈性。

書上說「如果我們把不符合社會規範的行為視為疾病，等於把問題的來源與處理都放在個人身上，但這些行為的根源也許是其他社會因素所造成」，如家庭、學校、社區鄰里等環境因素。這和ICF認為參與的表現是同時受疾病和環境因素影響造成的概念是一樣的。所以看待和介入ADHD的重點是ADHD特質和環境的適配度。

不用我說，大家就知道這本書的內容一定精彩可期。不但適合ADHD者和其週遭的親友、同事閱讀，也適合相關專業服務提供者參閱。

目錄

前言

注意力缺陷過動是我生命中很重要的部分

注意力缺陷過動症（ADHD, attention deficit hyperactivity disorder，也譯為注意力不足過動症），一個對我來說是再熟悉不過的名詞，不僅僅是因為我的特殊教育專業訓練，更是生活中每一天的日常。要書寫這一個主題，對我來說，充滿了挑戰，因為我知道，這本書絕對沒有寫完的一天。這四十年來，我每一天都與這個特質共處，從懵懂無知到成為特教老師，每一個時期的我，對於這個特質都有些許不同的感受，它也著實對我的生命帶來深刻且鮮明的影響。如果少了注意力缺陷過動，我就不是我了！

我的第一本書《不孤單，一起走》整理了我求學時期的成長經驗，也在書中分享了一些我對於覺察的想法，但隨著輔導工作的積累，加上後續著作的出版，像是《曲老師的情緒素養課》、《天賦就是你的超能力》、《不讓你孤獨》……等。相信有持續跟隨我的讀者一定可以看出過去與現在的不同：我能更有意識的覺察，更有策略的用不同的方法來面對與處理眼前的問題。

接觸越多的注意力缺陷過動症個案，我就越清楚知道自己是多麼幸運，雖然生活中的辛苦一點也沒有少，但至少還能維持一定的穩定運作。在成長過程中，我的父母著重教育，加上相對於一般注意力缺陷過動症的覺察與內省能力優勢，對我在學生時期就能清楚意識到自己與他人的不同有直接影響。老天爺也很照顧我，填錯志願讀了特殊教育，開啟了我對心理學領域、諮商輔導專業的探索，讓我比一般人更有能力照顧好自己，尤其當我看見研究與臨床工作中有那麼多的成人注意力缺陷過動症者陷入焦慮與憂鬱，我就更確信自己是幸運的。

這些年，陪伴許多和我一樣有注意力缺陷過動特質的孩子成長，我看見許多不一樣的生命在面對同一困境時的不同反應，持續刺激著我思辨與反芻。過去的書寫，我會刻意展現注意力缺陷過動症對個體帶來的正面影響，以及如何發展策略來降低這個特質可能帶來的負面影響和潛在威脅，這樣的思維模式至今仍是我對這個議題的核心想法。

坊間有非常多關於注意力缺陷過動症教養的書籍，學術界對這方面的研究也仍持續推進，那麼我究竟想在本書中談些什麼？希望讓大家看見什麼？我的書寫設定，是希望本書付梓之後，能讓更多人認識注意力缺陷過動症的全貌，聚焦在大家比較少探討的議題，像是有注意力缺陷過動症的女性，有過動症的父母如何養育過動症子女，以及過動症為什麼會和焦慮症、憂鬱症產生連結……等。我也希望透過真實的生命故事分享，讓大家看看不同生活樣態、不同成長環境背景中的人是怎樣與這個特質共存，也許能提供家有過動症或是本身是過動症的讀者，或是關心過動症的讀者一點提示，讓我們能更理解與協助有此特質的人。

關心的開始

這幾年陸續幫相關書籍寫推薦序文，因為大多都是翻譯書，書中的案例都是外國人，但我相信本土個案經驗對於我們來說有其重要的參考價值。在《不孤單，一起走》當中，我曾經提到我如何努力與注意力缺陷過動症特質和平相處的經驗。近年來，在演講場合也曾有不少人針對這個問題提問。

我都會很誠實的和他們說，「這個特質對我仍然影響很大，要完成一件事可能要耗費別人二～三倍的時間，生活中也常有意外。當然，從小到大的挫折，心裡的委屈是少不了的。」但我也告訴他們：「我覺得自己很幸運！」

我有關心教育的父母，提供我很好的學習環境；高中時期開始清楚覺知自己和他人的不同，發展出的執行功能策略讓我有機會翻轉學習成績表現，成功的經驗幫助我改變對於自己的信念。

填錯志願來到特殊教育系和輔修心理諮商系讓我能系統性學習專業知能，對於調節自我狀態有非常重要的幫助。這也是為什麼我會說：我的第一個個案是我自己。

當然，我知道，很多和我有一樣特質的人活得比我更辛苦！因為成人過動症常見的狀態有：生活散漫、容易遲到和拖延、較難進行組織與計畫、健忘與決策困難。這些狀態如果沒有好的因應策略或相關資源輔助，生活往往一團亂，工作表現和人際／

親密關係絕對也大受影響。

有數據顯示，各國對於成人注意力缺陷過動症的發生率調查平均落在4.4%－6%。這樣的數據是低估的，成人過動症診斷較為困難的原因是過往既定的診斷標準是針對小孩子，成人因為經歷長期社會規範的約束，幼年時的過動症狀通常已經有所改變。

研究發現，有很高比例的ADHD隱藏在憂鬱症、焦慮症和物質濫用的患者中。《有生之年》中吳慷仁飾演的高嘉岳就給我一種注意力缺陷過動症共病輕度憂鬱症的感覺。是嗎？編劇是這樣設定的嗎？其他人有一樣的感覺嗎？有一個德國研究發現，精神科住院病人中有成人ADHD約佔59%，憂鬱症共病成人ADHD的比例高達92.9%，成人ADHD經常落在沒被發現又沒有被治療的狀態，另一篇《刺胳針》（*Lancet*）研究指出，若是成年經過認知治療再加上藥物治療，還是會有顯著改善的。

在《天賦就是你的超能力》一書中，我特別挑選了幾位不同領域有注意力缺陷過動特質的成人作為訪談對象，像是師大公領系退休的教授謝智謀、玩轉學校的創辦人林哲宇、臺灣極限登山家呂忠翰、瑪莎拉蒂的超級業務張家銘以及目前臺灣格鬥隊的總教練黃育仁。我們從這些人的生命故事可以看見他們將過動特質發揮得淋漓盡致，讓特質的正面影響放大，走出一條屬於自己的獨特道路。我相信對於擁有一樣特質的孩子們來說是相當激勵的，這些生命典範帶給我們希望，也提供我們可以依循發展的生存策略。

很多家長看完《天賦就是你的超能力》之後，會覺得這些人的生命故事太神奇了，他們的人生好像太順利了，但真的是這樣子嗎？我認為一點也不，他們一樣在成長過程中經歷了許多困難、辛苦與挫折。他們都有ADHD的特質，但是只要能發掘自己的興趣與熱情、善用自己與生俱來的優勢，在自我認識的基礎下，發展必要的因應策略，就能走出屬於自己獨特的人生路。

當然，我也很清楚的知道，並不是所有具有注意力缺陷過動症特質的人都能像上述提到的名人一樣「成功」與「優秀」，很多孩子在成長過程中遭遇的困境與挑戰讓他們身心俱疲，很多具有ADHD特質的成人生活一團混亂，仍然無法找到能與特質和平共存的方式，這也是支持我進一步完成這本書的最主要動力，希望透過更多元的呈現注意力缺陷過動症者的生活樣貌與成長經驗，帶給還在努力調適的你一些方向與依循。

不要忘記，注意力缺陷過動症只是你的一部分而不是全部，花時間認識自己，能讓接下來的路走得更順，人生沒有標準答案，每一個人都不一樣，努力地認識自己，也讓身邊的人理解自己，選擇適合自己的環境，做自己有熱情的事情，我相信生命會變得很不一樣。

注意力缺陷過動症是一種好發於兒童早期的神經發展障礙，通常在小時候就會被診斷出來，但也有人直到成年後才發現自己有ADHD。如果覺得自己經常忘東忘西找不到東西、老是靜不下來、注意力無法集中，內在經常有股躁動、容易因為外界的刺激情緒波動和他人衝突、生活常常一團亂……。你可以試著做做看連結的成人過動症自評表。若有需要可尋求精神科醫師診斷與治療。

成人過動症自評表

1

注意力缺陷過動症

注意力缺陷過動症有三種表現形態，分別是注意力缺失、過動與衝動，有注意力缺陷過動症的人不一定三種特質都有，有的人只有注意力缺失，沒有過動與衝動的問題，通常會被診斷為注意力缺陷，也就是所謂的ADD。也有人三種特質兼具，但每一種的比例不同。其實每一個有注意力缺陷過動症的人雖然具備相同的核心特質，但展現出來的外顯行為也都不太一樣。

在教學現場，我認為最有挑戰性的是所謂的衝動特質，衝動特質容易對環境造成干擾，有可能與老師對抗，常常沒有考慮後果就行動，在課堂上最常見的是老師還沒有講完指令，他就已經行動了，在上課時常常搶著發言，影響老師上課，也很容易與同學起衝突。具有過動特質的學生，常會給人躁動不安的感覺，讓人感覺他靜不下來，甚至會在不適當的時間離開座位、發出聲音，或是在課堂上自顧自地做喜歡做的事。

至於注意力不足的情況，應該是教學現場中相對比較無害的，這樣的孩子在課堂中經常神遊、做白日夢。沒有辦法持續專心聽課的後果就是學習成績落後，需要繳交的東西不是忘記就是弄丟，因為注意力不足的關係，他們的生活經常處於混亂的狀態。但是為什麼說這樣是比較無害的呢？因為他們雖然自己問題很多，但當下多半不會干擾到其他人。

我常在演講中開玩笑說：「注意力缺陷的孩子並不是不能專心，而是他們同一時間可能專注在好幾件不同的事情上面」，這樣一來，注意力當然就分散了，也就是所謂的「分心」，注意力分散在好幾個不同的點上而不集中。

我認為這樣的機制其實是人類的生存機制，試想：如果今天我們還是生活在原始叢林，注意力只專注在一個點上，會是多麼可怕的一件事？在充滿危險、不確定的叢林中，唯有持續對周邊環境保持警覺才能存活下去。現代的生活環境可能不再那麼需要這項能力了，一旦不需要時，原本倚重的能力遂轉而成為困擾。

注意力缺陷過動症是特質還是疾病？

二〇一三年的文章《你是過動兒嗎？看你住在哪個國家而定》（https://twstreetcorner.org/2013/09/30/tsengfantzu/），從社會控制與文化差異的角度探討注意力缺陷過動症，我覺得挺有趣的，就像這些年來我多以特質而非病症看待ADHD和ASD（Autistic Spectrum Disorder，自閉症類群障礙）是相似的道理。我認為注意力缺陷過動症在不同文化背景中會有不同樣態的呈現，所謂的文化背景不單純指的是國家與國家間的差異，或是不同族裔之間，就連家庭、學校、甚至班級文化的差異也會有所不同。

這就可以解釋為什麼有些孩子的特質在家裡不是問題，但在學校班級中就是問題；也可以解釋，有時候換了一個學習環境（甚至換了一個老師）後，原本的問題就不是問題了。我也認為有過動症特質的父母會創造出屬於這樣特質的家庭文化，這樣的文化會持續潛移默化的傳承給下一代有過動症特質的孩子。

過動症是被創造出來用以控制「不乖」的人

這種「醫療作為社會控制」的取向是如何看待過動症？在美國直到一九五七年才形成「過動性衝動症」（hyperkinetic impulse disorder）的診斷類別。從二十世紀初，極度好動、注意力短暫、情緒起伏、攻擊行為、與他人起衝突、無法遵守規則、在課堂靜不下來等行為特質，就一直被醫療專業者視為某種「症狀」，剛開始一度認為是輕度腦傷所致，後來因為始終無法找到確切的器質性損傷而被放棄，改成只以外顯行為為症狀來界定。

美國醫療社會學者彼得．康拉德（Peter Conrad）在二〇〇六年的研究中提到，過動症之所以在一九六〇年代逐漸在美國引發重視，並成為最普遍的兒童精神疾病，很大程度與過動症藥物上市有關。利他能（Ritalin）與右旋安非他命（Dexedrine）上市並被批准用於兒童，後續藥廠大量行銷，促使醫師開始對過動症進行診斷與治療。而民間團體，特別是由家長組成的協會更是重要推手，他們有系統地將大量過動症相關資訊散佈進校園當中，促進教師的警覺，以利於將過動症納入學習障礙的類別中。

過去將孩子不符合社會規範的行為視為發展過程或道德規訓不足的問題，但注意力缺陷過動症的命名與概念推廣，使得醫療診斷成為解釋孩子偏差行為的優勢觀點，也漸漸排擠其他理解孩子不符社會規範行為的解釋空間。

因為藥物的治療方式簡單易行（並且有時很有效），疾病的解釋能減輕父母的罪惡感（強調不是管教無方，也提供非體罰的處置方式），又看似能增加孩子的學校適應，因此即使相關爭議從來未曾止息，但過動症診斷與藥物治療，卻始終呈現出穩定成長的趨勢。然而康拉德反覆提醒：如果我們把不符合社會規範的行為視為「疾病」，就等於是把問題的來源與處理都放在個人身上，但實際上這些行為的根源也許是其他社會因素所造成，例如家庭中的壓力、孩子對學校生活的適應、課程規畫與安排重認知而輕體能、老師教學方式不能兼顧特定孩子的需求等等。

「疾病化」注意力缺陷過動的行為，會造成其他層次的處置策略被限縮，例如集體層次的課程改革、彈性施教、個別層次的家庭介入等等。易言之，醫療只變成馴化孩子違常行為的手段，而相對輕忽促使孩子形成過動反應的根本肇因。必須強調的是，這樣的取向並非主張過動症只是一種社會建構而不具真實的疾病地位，而是更強調這種認知與處理方式的「去政治」後果。無論孩子顯現出來的過動行為是否真由某種生物機制所造成，或者更進一步，可能是特定的社會環境與互動影響孩子產生特定的生物機制，以用藥來快速解答的訴求，就有這種「去政治」的後果。

異於美國的法國精神醫學界看法

法國精神醫學聯合會認為，美國精神醫學會出版的《精神疾病診斷與統計手冊》（*The Diagnostic and Statistical Manual of Mental Disorders*，簡稱DSM）過於簡化並且不適合法國的獨特脈絡，因此在一九八三年建立了自己的分類系統（Classification Française des Troubles Mentaux de L'Enfant et de L'Adolescent, 簡稱CFTMEA），希望取代DSM的影響力。

必須特別說明的是法國精神醫學界並非拒絕精神疾病的生物取向，因為法國實際上是歐洲最主要的精神藥物消費國家之一，法國精神醫學界只是排斥生物化約主義，因此發展出結合精神分析、現象學與精神藥物學的替代性折衷策略。與DSM最主要的差異在於：CFTMEA採取精神動力取向（psychodynamic approach），認為所謂的症狀是心理過程功能失常的顯現，具有心理意義，而非只是生物性意義。醫師有責任去揭露與理解潛在的失序歷程，以確認產生這些症狀的根本性因素，相對於DSM首重辨識與症狀分類，只要符合規定要件就能做診斷。

因此CFTMEA雖然會描述相關的生理與心理症狀，但不像DSM列出症狀檢核表，更沒有說要達到多少數量的症狀就符合診斷標準。精神動力取向的醫師關心的也不是疾病本身，而是病人整體、個體的獨特性與生命史，尤其在處理兒童的精神疾患，心理社會觀點一直居於優勢地位。在CFTMEA中，過動被命名為「有注意力問題的過動症」（Hyperkinesis with attention problems），也較近似ICD（The International Classification of Diseases，國際疾病分類系統）的標準。在診斷準則中特別要求醫師注意，所謂「過度」的行為，也有可能相較於孩子的年齡來說卻是適當的，並且考慮病因學與確認環境相關因素，例如情緒、教育、社會與文化缺失，不良對待與忽略……等。

醫療社會學者曼紐爾・瓦力（Manuel Vallée）認為正是這種不同的診斷體系與實

作，解釋了何以在法國只有較少數孩子符合過動症的診斷。在法國系統中採取全人的觀點，同時促進跨專業間的治療取向，精神藥物只是其中一種介入策略，且經常在孩子身上被視為是最後的選擇。

重點在於過動症特質與環境的適配度

注意力缺陷過動是病也不是病，端看所身處的環境，畢竟疾病是人類建構出來的概念，如果這個特質無法與身處的環境適配，不斷地產生困擾與問題，而且嚴重影響生活適應，若是沒有辦法選擇新環境、轉換環境，那麼就很有可能需要接受這是症狀與疾病的概念。

當然，注意力缺陷過動特質也可能隨著年紀增長有所變化，人有很強的適應力，可能因為環境所需發展出不同的因應策略與生活樣態，如果能找到與注意力缺陷過動特質和平共存的方式，自己的生活沒有造成任何影響，那麼它到底是病症還是不是病症也就沒有那麼重要了。

過去，我常和家長分享一個概念，如果你有能力選擇環境，找到一個適配孩子特質的環境，那麼孩子有沒有注意力缺陷過動症就不再那麼重要了。我認為過動是一種社會建構，但在現今主流的大環境中，我們很多時候也不能忽略現實環境對現代人類的期待。當然，如果一個孩子在跳脫環境的框架後，本身的特質依然困擾著他，那麼尋求治療與輔導就非常有必要。

原來我們是這樣的

就是想要爭個輸贏，尤其是跟親近的人

有注意力缺陷過動特質的大學生，他對自己特質的理解和用藥反應都能很清楚描述，那樣的成熟讓人相當佩服。我很好奇的是他認為注意力缺陷過動對他成長過程中最大的影響是什麼？

其中讓我印象最深刻的幾段對話是他提到自己小時候比較容易發怒，通常是因為某一件事情和身邊的人有不同想法，會想要去爭輸贏！他覺得據理力爭是自己一直

以來很大的毛病。

我的回饋是**這樣的互動狀態跟親近人尤其嚴重！**

大學生表示同意，就是因為親近才會想跟對方說，才會想要說服對方，不認識不熟悉的人才懶得理他們……。

我和他分享自己也有一樣的毛病，但我的體會是爭贏了也沒有什麼好處，反而可能需要付出很多代價來收尾，其實也挺麻煩的。

大學生還說到，很多時候他也容易預設立場，預想別人的狀態是如何如何，但後來發現別人並不是那樣想的，這也成為他過去人際關係的障礙，因為互動時就容易對他人有情緒。

我的回饋是，這就像我在FB分享的一樣，應該有不少ADHD會有這樣的困擾。

大學生說：雖然長大後有比較好，但有時候還是很難忍住啊！

這位注意力缺陷過動特質的大學生和我一樣有幫助自己調節注意力的策略，讀書的時候聽音樂是其中很重要的一項，他讀書時的選擇通常是沒有歌詞的鋼琴背景音樂。

在我們整段對話中，他給的最棒的比喻是：小時候的自己就像沒有煞車的車子一樣！逐漸長大後才慢慢可以控制……

我們的共識是自我覺察很重要，內省和自己與自己對話是成長和改變的關鍵。

大學生的疑惑是，他真的很想知道「一般人」腦袋是怎麼運作的？

我說：「我也還在理解中啊！小時候都不知道自己跟別人不同，一直以為所有人都和自己一樣，長大後才慢慢體會這些差異。」

他們的故事

有ADHD的雙重特殊需求資優生臨床心理師陳勁秀

陳勁秀從幼稚園開始就會因注意力問題而受傷，像是站在門後看門上貼的動物圖片太過入迷，完全聽不到門外同儕的巨大嘻鬧聲快速迫近，閃避不及而被門把大力衝撞，掛彩見血。這個聽不見外界聲響的狀態，甚至還在國小被老師稱讚，因為其他人會因為聽到廟會的喧嚷聲而離座，但她卻能專心繼續練心算。

從幼稚園開始，陳勁秀就展現出多重天賦，總是被推派代表班級（或學校）參加各式各樣的比賽（演講、書法、做卡片、壁報、科學展覽）或表演才藝（竹笛、鋼琴），從國小到高中有很多時候不用在教室上課，這讓她過得很快樂。而這些突出的表現主要來自天賦，她不需仰賴認真聽講和學習。也因此，直到多年以後，她才意識到自己其實有另一面向的嚴重失能。

陳勁秀的學業表現形態其實展現出有ADHD的雙重特殊需求資優生的特性：成績不穩定、科目間極大落差、單一課堂行為表現與考試結果不一致。如果她有讀，總平均都會落在前段班，但是實際上是數學滿分、高分的國文、英文和爛到爆炸的歷史跟地理平均的結果。

每個階段的老師很快就會發現她的資優，也因為如此，經常會不斷叨唸著：「妳是讀書的料，為什麼不認真一點？」但是陳勁秀很清楚知道自己再努力都背不起來，史地成績沒有起色，老師覺得不可能，從鼓勵進階到苦苦相逼，不斷加強壓力，甚至點名要求她站起來，出言羞辱她，使得她內心對「老師」產生很負面的連結與甩脫不了的龐大陰影。

陳勁秀憑著資優還是考上了，大一進入阿拉伯語文學系，再次暴露她的學習弱點：不耐無機死背（背外國單字語法），後來她發覺自己的異常，求救無門而在大二轉入哲學系，對她才是大學生涯真正的開始。

然而她萬萬也沒想到，她會發現自己帶著極大熱情與動機想聽課卻沒辦法聽課！她可以聽進一句話的上半句，但下半句就消失無蹤；透過努力集中，再捕捉到下個段落的第一句話的上半句，緊接著再度聲音失蹤……，整堂課結束，筆記紙上除卻那三個字外的整片空白，對照同學滿滿好幾頁的成果，令她非常沮喪。她常常猛然回過神來，卻發現自己不知已過多久時間都一直盯著老師的山羊鬍。每次回過神來都不明白自己到底在幹什麼！十九歲的勁秀終於意識到「我不正常」這件事。

既然聽不到就靠自己讀吧，但她靠著各種方法讓自己專心，卻一再分心。半小時一到，即便她還想讀，過動的生理趨力會強制她彈跳起來、離開書桌，四處走動，她感覺到「我不是我自己的主人／我管不了我的腳／我控制不了我自己」，讓她覺得好驚恐、好無助。當時她試著前往學校學輔中心尋求答案，她的主訴問題總是「我不知道為什麼，我想聽課可是都聽不到？」而她得到的回覆也總是同一個：「通常，憂鬱情緒或潛意識深層的衝突情結可能導致注意力問題……」然而經過會談釐清，心理師們也不覺得她有憂鬱症，於是就此沒有下文。

求救無門，陳勁秀只好靠自己摸索因應方法：她戴著鴨舌帽念書，用以屏蔽視覺分心；她開始聽外文歌曲念書，提供刺激又不致分心；她允許自己用奇怪的姿勢讀書——正常姿勢坐一會，耐不住時換坐書桌，書擺腿上讀。她將所有的課程錄音，接著把它謄打成逐字稿，這需要花費非常大的時間成本與情緒代價，但唯有這樣做，她才能吸收，只要能在考試日前一晚半夜謄完整學期的逐字稿，她用三小時就能吸收整學期的份量，條理分明進行記憶與提取，考試順利得高分。就在這樣的努力下，她不僅每學年都拿書卷獎，還如願申請到心理系的雙修資格。這看似成功的因應，卻犧牲了其他重要的東西，比如社團活動、同學情誼。她覺得自己是孤魂野鬼，這世界上沒人看得見。

有一天，她鼓起勇氣向心理系老師說出她的這些困難，老師看過她的優異成績之後卻表示無法相信她的話，這成了陳勁秀最受傷的回憶之一。

陳勁秀後來跨組跨校考上臺大臨床心理研究所，但一入學她就發現自己是異類，她必須非常努力才能避免上課遲到、為了隱藏聽不到老師講課的狀況，她只好模仿同儕做出翻書的動作，平時無法和同學一樣自律且長時間讀書，這些差異讓她非常自卑。

儘管同時運用多種避免分心的策略，她能持續注意力的上限還是只有三十分鐘。碩班時期，陳勁秀在一個由外籍教授帶領進行「功能性核磁共振造影技術」(functional MRI technique)的腦科學實驗室，當時需要背誦艱澀的腦神經解剖術語、外加要求全英文互動，不論她如何縮短睡眠時間、努力不懈，她的失能還是不斷引來老師的責備：臺大怎麼會有像妳這麼不認真的學生？這是她人生最黑暗的一刻。

但是等教授聽完陳勁秀揭露自己各種異常之後，她分享了國外的篩檢網頁，告訴陳勁秀，她很可能有成人注意力缺陷過動症，並建議她進行醫療評估。於是，自入大學開始關於「自己怎麼了」的詢問，終於在長達八年煎熬後得到解答。

得到這個正確的名字意義重大，陳勁秀認為自己得到了一個認可與救贖——終於可以自信地對自己說，「老師們從小到大評論『妳不努力』是錯誤的！不！事實上，我一直是最認真最努力最上進的那一個學生，我值得引以為榮！做不到的，不是不為，而是障礙造成的不能。」就這樣，陳勁秀二十六歲時經由精神科醫師確診，開始服用藥物，當她第一次服用利他能就體驗到它的神奇——過去為了長時間久坐彷如與惡龍搏鬥的艱辛消失了。

然而，藥物的幫助有其限度，涉及大腦最高階的多種執行功能，比方時間管理、規畫排序、後設認知等能力，都並非藥物所能直接改善，且這些能力恰好是研究所學習生涯最吃重的能力。

陳勁秀透過不斷觀察現在的自己能做到什麼、做不到什麼，針對能達成的水準制定成自己的基準線（baseline），接著針對做不到的，她發揮創意提出多種策略，實作測試後留下有效的方法。多重障礙代表有層層關卡，單一策略僅能略為提升表現，勁秀持續打磨各種有效的因應技巧，堆疊使用就能大幅提升表現，不斷操作直到能穩定執行，這時再重新調高對自己期待的上限。比如，她精準計算藥效最佳效能時段搭配閱讀最重要的章節，因為她知道自己永遠無法像同學課前讀完所有教材，只要把握重點就好，她知道自己有優越的理解能力可作為依靠。

陳勁秀的碩士畢業論文主題是大腦前額葉執行功能測驗的研究，在有限的時間內必須閱讀大量文獻、做好筆記、穿梭到不同縣市對數百位受測者進行上千次執行功能的評估，當她設法挺過這段艱難的時間，猛然發現自己已經練就滿不錯的時間管理能力。

陳勁秀碩班畢業後順利考上臨床心理師執照，為了更加強化執行功能，她還先去電視台擔任外景節目企劃與執行。她需要負責提案、再規畫出拍攝日程時間表，若現場遇到狀況，要快速應變，並且最忌諱遲到。靠著電視台兩年工作的鍛鍊，她對自己規畫事務、準時及認知彈性的能力才更有信心。她開始執業擔任臨床心理師工作時，國內並沒有開設成人ADHD訓練課程，鑑於自己過去求救無門的經驗，當前醫院體制內幾乎找不到成人ADHD專長的專業人員與服務。因為自己同樣受ADHD所苦，她立志成為成人ADHD教練。

2 專注力訓練與工作記憶

相關研究已經告訴我們：成人的專注力平均也不過十多分鐘！有些人認為注意力訓練是要幫助這些有注意力缺陷的人能專注得更久，但我認為這個觀念是不對的。注意力訓練的目標應該是讓當事人覺知覺察自己注意力的狀態，透過練習，提升自己注意力調節的能力。

簡單來說，每個人能專注的時間都不長，要能夠讓自己持續專注的秘訣有兩點：第一，**要有專注的動機**，就是讓當事人需要具備專注的動力，覺得專心是重要的，不專注會對自己的學習與工作造成影響；第二，**要能覺察自己的不專注，進而再一次啟動專注**。透過這樣的循環，讓自己大多數的時間保持在「專注」的狀態，注意力的調節就是在從不專注到專注的歷程，專注力訓練不是要想辦法讓專注的時間變得更長。

當然，維持專注除了當事人本身的動機與覺察能力之外，在生活中也需要刻意留心，找到能讓自己比較專注的環境和狀態，舉例來說，許多注意力缺陷過動特質的人在非典型的工作環境比較容易專心，試著找到自己最快投入的場域，對自己注意力干擾最少的環境有其必要。注意力的相關訓練會在後面的篇章中持續討論，想了解的讀者可以先翻到「執行功能」訓練的篇章。

工作記憶及其重要性

工作記憶（Working memory）是我們認知系統運作的暫存區，會幫助我們將資訊保留在短期記憶，工作記憶是一種特別的記憶形式，能在短時間內將少量信息保存在腦中。這部分影響著我們當下的計畫、組織與執行能力，左右我們當下注意力的分配與應用，幫助我們決定要做什麼以及什麼時候要去做。工作記憶能幫助我們保持專注和調節注意力的轉換。由於大腦的前額葉皮質負責工作記憶的能力同時也負責維持專注力，因此工作記憶和專注力有密切的關係，從過去相關研究可知工作記憶在生活上扮演著重要的角色，提升工作記憶能增強專注和對抗分心。過去多個研究結果均顯示，訓練可以提升個體工作記憶的容量，而增加工作記憶意味著我們更能夠記得指令和有效學習，對日常生活也有正面影響。

《ADHD不被卡住的人生》這本書中談到工作記憶與情緒調節的關聯性，對於思考情緒行為障礙孩子的介入輔導策略滿有幫助的。書中提到：「工作記憶不只幫助我們出門時要記得鎖門，還讓我們打電話時記得撥打的號碼。工作記憶是大腦的搜尋引擎，它依據情緒強度，提取需要的相關資訊，在日常生活大大小小的事情上，幫助我們處理衝突、決定先後順序和相應的情緒表達。工作記憶能幫助我們決定要做什麼、什麼時候去做。然而，注意力缺陷過動症者常常缺乏足夠的工作記憶給予該有的情緒比重，以做為生活當中各種決策的參考，使得生活常處於混亂的狀態或是讓自己卡住。」

什麼是工作記憶？

工作記憶是一種記憶容量有限的認知系統，被用以暫時保存資訊，工作記憶會對存儲的資訊進行操作，對於推理以及指導決策和行為有重要影響。這個概念是由阿蘭・巴德利（Alan Baddeley）於一九六八年提出的，他認為（一九八九，二〇〇〇；引自李玉琇、蔣文祁譯，二〇〇〇）工作記憶包含：

①視覺空間模版，可短暫保留一些視覺影像，負責處理「視覺」（或影像）和「空間」性質的訊息。

②語音迴路，可短暫保留一些語言理解與聽覺複誦時的內在語言。它是由「聲韻貯存」（phonological storage）及「隱內覆誦」（subvocal rehearsal）所構成。聲韻貯存部門的主要功能在暫留口語或經由聲韻轉錄歷程後的非口語訊息。隱內覆誦部門的功能包含維持記憶材料，將非口語形式的刺激轉錄成語音的形式。

③中央執行器，協調有關注意力的活動與反應支配。負責分配、監管與操弄認知系統內的訊息，聯繫輔助系統及長期記憶的訊息，使訊息有意義。

簡單來說，工作記憶能幫助我們：啟動和組織我們的工作、保持專注，並在需要時轉移注意力、調整警覺度，持續努力正在做的事、引導、控制和調節情緒、編碼和提取學習過的資訊、監控和自我調節我們的行為。

工作記憶不足的影響

不足的工作記憶會誤導注意力缺陷過動孩子的情緒、思想和行為，或是過度專注在某種情緒，忽略了和其他情緒相關的層面。若是再缺少後設認知能力與覺察能力就更容易讓注意力缺陷過動症者在與他人互動時惹上麻煩，妄自猜測，在腦中編寫跟他人背道而馳或完全錯誤的故事（腦補），往往會引發一連串的錯誤，表現出固執己見的錯誤決策和行動。

在《顛峰心智：每天練習12分鐘，毫不費力，攀上專注力高峰》這本書中提到：當我們被分心的事物吸引，能用來對付情緒挑戰的認知資源隨之減少。研究調查父母親的行為和工作記憶容量的關係，發現相對於工作記憶容量較高的父母，工作記憶容量較低的父母，對小孩產生言語或情緒暴力的機率較高。

在最需要工作記憶幫助我們處理惱人的情緒時，強烈的情緒能抓住我們的專注力，盤據我們的工作記憶，導致我們開始腦補，或是提取長期記憶中無關、甚至帶來痛苦的舊經驗和思緒。最後的結果是引發惡性循環：壞心情耗損工作記憶，工作記憶耗損之後，讓心情變得更壞！原來工作記憶對於認知學習和情緒調節能力有這麼大的影響。

如何訓練工作記憶以提升專注力

工作記憶對於學習與執行功能有關鍵性的影響，像是很多時候我們需要邊聽邊把重要的事情記錄下來，或是在生活中同時運用多個概念或是不同程序來解決問題，這都考驗著我們的工作記憶。

在《精準用腦》這本書中提到八種鍛鍊工作記憶的方法，分別是睡眠、運動、親近大自然、閱讀、心算、棋盤遊戲（桌遊）、烹飪和正念療法。這些方法都是我經常陪伴孩子們在日常或是營隊中會做的事，像是體適能訓練、登山訓練、社會與情緒學習工作坊和生活管理訓練等等。

睡眠能幫助大腦更新，能幫助我們代謝廢物，定期清理大腦。缺乏睡眠會造成記憶力減退，情緒暴躁不穩定，工作記憶大受影響。運動能幫助大腦呼吸，又以有氧的運動為佳，能改善工作記憶，幫助穩定專注力。均衡飲食，適當的補充營養對於工作記憶也非常重要。練習正念冥想，練習專注於當下，適時的轉換環境與工作模式，幫助大腦創造新鮮感，避免長時間使用同一個腦區工作。

此外，我們還可以透過一些簡單的訓練，幫助孩子提升工作記憶，進而提升專注力的品質。舉例來說，可以試著將生活中的資訊進行有意義的連結，當大腦建立起不同事件間的聯繫，就能幫助我們更好的記憶。平時在接收到資訊後，試著在腦袋裡勾勒出自己的所見所聞，將其在腦中圖像化也有助於我們整理與輸出這些資訊。

當然，我們也可以透過生活中的互動，來訓練孩子的工作記憶。當我們下達指令或是分享資訊後，可以讓孩子練習重述，或者是讓孩子將自己已知的資訊完整表達出來，平時多讓孩子有機會「指導」我們。

透過所謂記憶術的策略也有助於提升工作記憶，像是刻意地將訊息拆解，透過不同的組合可以讓我們記得更多，像是模組化、串結和組織化，這些策略都能讓我們一次處理更大量的訊息。運用多重感官的策略，讓大腦對同一個資訊產生不同的記憶點。利用遊戲與閱讀等策略，強化動機與連結情緒，都有助於更好的工作記憶展現。當我們的大腦能更有效的運作，專注的品質也就跟著改善了。

他們的故事

棒球場上的拚命三郎林哲瑄

林哲瑄對於自己注意力缺陷過動特質的覺察是不專注和衝動的問題特別明顯，過動的部分因為從小投入棒球訓練，專業訓練的練習量讓他每次練習完已經沒有什麼精力過動了。簡單來說，運動訓練大量消耗掉他的過動。

有趣的是，林哲瑄從小就對棒球運動有高度熱情和期許，認為自己未來絕對會在棒球運動闖出屬於自己的一片天地！（這樣的自信似乎在許多過動特質的人身上都會出現。）

在球場上，他不會因為注意力問題受到影響，反而有在球場上過度專注的情況，注意力不集中影響的通常是他的日常生活，像是忘東忘西，手機、錢包常常找不到。

林哲瑄小學開始進行正規運動訓練前，他的注意力缺陷過動特質有影響到學校適應，但因為媽媽是護理師，對於注意力缺陷過動有一定程度的認識，加上媽媽對他課業學習的期待，以致母子關係一度緊張，他表示：「那段時期媽媽都會提醒我要記得吃藥！」一直到加入棒球隊訓練後才停藥。林哲瑄小學就展現運動天賦，五年級入選國手，不僅在世界賽拿到兩場救援成功，還轟出一支滿貫全壘打，幫助學校創下國內外三十三連勝的佳績，也捧回世界冠軍。

小學畢業後，林哲瑄成為金城國中棒球隊成員，父親是學校田徑隊兼棒球隊教練，當時他參與臺南市中小學運動會，在一百公尺比賽中，以十一秒零三的成績拿到金牌，後來更持續進步，百米成績進步到十秒七八。他在棒球場的表現也非常優異，擔任球隊的主力投手，青少棒時期最快球速已經可以飆到時速一百三十七公里。能投善打的他成績表現相當亮眼，在全國青少棒賽中獲得多項大獎。

不過，注意力缺陷過動的特質對他生命經驗影響的軌跡仍然清楚可見。舉例來說，林哲瑄曾經在受訪中提到，國高中時期教練認為他在場上讓人感覺比較隨性，雖然表現優異，卻不像是教練期待的那種戰戰兢兢的樣子。對於這樣的評論，林哲瑄認為自己在場上是百分之百高度專注的，只是沒有表現出其他人認為的「認真」狀態。以接外野高飛球為例，當他已經可以清楚掌握到球的落點，那就不需要拚命衝，重點是要能接到球就好！

學生時期的林哲瑄不會因為要滿足他人的期待而強迫自己改變，但長期下來也不免開始自我懷疑。直到他去美國打球，優異的表現加上教練的鼓勵才讓他更確信自己的想法是對的。在美國的訓練中，教練會鼓勵球員表現自己，曾有教練告訴他說：「你是我會願意買票進場看球的球員！」在國內被認定不標準、不規格化的表現，在美國卻被當作特色和天賦！林哲瑄認為美國那幾年的訓練，不僅在球技、觀念帶來很重要的突破，更重要的是讓他更加自信，過往對於自我的懷疑和不自信在美國一掃而空。

學生時期表現不好時，他會很有情緒，當下其實也聽不進教練的指導，回想起這些時刻，林哲瑄覺得自己應該是會讓教練沒面子，也影響其他人的觀感，不過南英的教練牛爸陳獻榮常會等他情緒過去了之後，私底下提醒，雖然當時只覺得教練很嘮叨，但回頭想想，真的還是對自己幫助很大！

注意力缺陷過動特質的人通常存在著與人界線感不明的問題，這樣的狀態讓林哲瑄很容易適應陌生的新環境。到美國時沒有適應困難的問題，而他直來直往、真誠待人的性格，讓他在國外環境時能很輕易的和每個人交上朋友，回到臺灣後，他與人界線不明加上衝動的特質，就很容易讓自己身陷人際關係泥淖。

林哲瑄表示，在人際互動上，他這幾年有許多體悟和學習，有些時候因為衝動問題造成他人困擾時，也會花時間反省自己，不過他知道：「這就是我！我沒有惡意！我只是希望大家更好！」但經過以往的幾次風波，他也開始學會保護自己，盡可能學習收斂自己什麼事都有話直說的習慣，站在體貼別人的角度，了解不是所有人都能接受那麼直接的表達方式。這些年他也逐漸發展出一些幫助自己趨吉避凶的策略，像是很多時候遇到事情會先問問別人的看法，經紀人、親近的隊友都是他諮詢的對象，透過別人的角度來看事情，幫助自己確認這樣子做好不好？不過他也提到問對人很重要。

在對談中，林哲瑄提到他覺得納悶，為什麼小時候或學生時期不會有這樣的問題？我認為是大家長大後就社會化了，但許多注意力缺陷過動症特質的人還保有那些真誠直接，是大家變了，而我們（過動兒）還沒有變！

林哲瑄覺得自己是幸運的，遇到許多理解也尊重他特質的長官，他們知道他的出發點是善意的，是希望解決問題、希望共好，只是有時候衝動讓他無法隱忍壓抑。

在職業生涯中，無論受傷或是低潮，林哲瑄都不曾出現過放棄的念頭，他覺得自己在身體復原上得利於許多人的幫助，讓他在出現傷勢後都恢復得不錯！

遇到瓶頸時，比較挑戰的是他自己要如何調適和保持自信，尤其是陷入低潮時，常會有人給予技術上的建議或是對自身姿勢的調整，在遭遇挫折時，往往也變得比較容易受人影響，林哲瑄認為自己通常是秉持科學訓練的精神，而非僅從單一數據去判斷。舉例來說，打擊的時候，若是能把球打的扎實，擊球的初速維持穩定，那麼就不會因為在很少的打席數中打擊率不佳而讓自己信心動搖。在職業生涯中，林哲瑄非常享受訓練和比賽的時光，比較需要調適平衡的是他在這樣的大環境如何自處，環境壓力並不會比球場壓力小，在他擔任職業隊隊長期間，他甚至因為壓力而產生自律神經失調的問題。

林哲瑄認為自己更需要的是學習調適如何能更自在的做自己而不給別人帶來麻煩！他的衝動特質是他在球場的利器，舉例來說，遇上要撲接的球，無論球場狀況如何，他都會義無反顧的衝向前，那些球賽中的精彩美技絕對不是謹慎思慮後的行動，很多時候在別人眼中甚至是賭上職業生涯的決定，對林哲瑄來說卻只是本能反應，只是單純對棒球的熱情！

3

注意力缺陷過動特質的優勢與天賦

注意力缺陷過動特質可能潛在的優勢有哪些呢？探討這個問題時，我們可以先從這樣特質的三個核心表現開始，像是注意力不集中、過動和衝動。

①其實不是不專注，而是同一個時間專注在不同的幾個地方。

我們對於專注的理解是一段時間中將注意力聚焦在一件事情上，但是對於注意力缺陷的人來說，很多時候，在同一段時間中，注意力是分散在不同事件上，這個狀態會讓他在環境中可能關注到別人沒有關注到的資訊，或是對他人來說可能會忽略的干擾訊息，對注意力缺陷的人來說，在「分心」的狀態下自然就接受了。

如果以積極正向的角度來看，這樣的特質能幫助身處瞬息萬變環境中的人掌握重要的生存資訊，試想：在叢林之中要如何才能存活？是專注在一點比較容易存活，還是能隨時覺察環境中同時出現的各種變化？所以在不同情境中，一般人認知的「不專注」可能就成為一項重要的優勢，我把這樣的狀態稱為**獵人特質**。

②過動：用不完的精力，可以比一般人投入更多的時間，比別人更努力。

過動特質讓這樣的人往往處於精力旺盛的狀態，可以較長時間的高速運轉，也比較不容易感到疲憊。當然，這樣的狀態是出現在自己有興趣，願意投入的領域中，如果是被勉強的，是自己不能接受的，就會表現出一種活屍的狀態，整個人要死不活的。

③衝動：沒有耐心造就世界的改變與進步。把事情想得太簡單，讓很多人的不可能變成可能。

不喜歡等待，不喜歡事情被卡住的感覺，不喜歡繁文縟節讓事情推進緩慢，甚至不喜歡排隊……。這樣的衝動特質會激發這類人思考如何突破現狀，開創新的生活方式，讓他們充滿行動力。

④缺乏界線感：和別人很快可以拉近關係，感覺彼此之間沒有距離。

他們很容易踏進別人的圈圈，也很容易讓別人進入自己的領域，沒有明確的界線感會讓人覺得容易親近，有親和感；在與他人接觸時，能比較快的和別人靠近，甚至讓別人能信任自己。

⑤超強的耐挫力與復原力，很多時候睡一覺醒來就好了，有如《X戰警》中金剛狼一樣的再生能力。

雖然注意力缺陷過動特質的人的生活中常常出現意外和不如意，不過老天也同時給了另一項禮物，就是面對挫折和打擊時，這樣特質的人再生能力相對比較強一些，不是那麼容易被環境的現實擊倒，內心常常懷抱著希望。

⑥不被既有的框架侷限，跳躍思考和不按牌理出牌，能天馬行空的做夢。

許多這樣特質的人能活出不受世俗規則羈絆的人生，或是在自己有熱情的領域開創不同於以往的可能性，最主要的原因就是注意力缺陷過動特質的大腦比較不容易受到傳統規則、價值觀的束縛。不受既定價值觀影響的情況下更能發揮自己的想像力和創意。

以上這些都是注意力缺陷過動特質人的優勢，但不要忘記它也同時可能成為這類人生命中的隱憂，隱憂會在下一章詳談。

善用過動特質的優勢與天賦

在李佳燕醫師的著作《我期待過動兒被賞識的那一天》中特別強調要善用過動特質的優勢和天賦，像是好奇心、活力和追求創新，因為這些是ADHD最大的資產！要讓孩子往他的特質去發展人生：像是愛冒險、對有興趣的事物全心投入、擅長同時進行許多事、熱情、動作快、點子多、顛覆傳統、不愛墨守成規等等，讓過動兒有機會發揮這些珍貴的特質。

這個概念就與我之前的著作《天賦就是你的超能力》中強調的一樣，要努力讓孩子特質的正面影響放大！過動就不會只是問題，而是一種會發光、發亮的特質！李醫師在書中提到康乃爾大學的精神科教授理查．A.傅利曼（Richard A. Friedman），在二〇一四年十月曾經發表一篇文章，談論「過動兒的自然治癒法」（A Natural Fix for ADHD）。

傅利曼教授認為，如果你有這個「病」，真正的問題是：這個你居住的世界，對你的大腦來說，根本就引不起你的興趣。他呼籲大家不要急著對孩子們的「好奇心、活力與追求新奇」投藥。因為一旦在對的環境裡，這些特質一點都不是缺陷，而是貨真價實的有利資產。精神科醫師戴爾．雅契（Dale Archer）與精神科教授理查．A.傅利曼，他們兩個人的論點頗為相近。而這樣的論點，也必然是經過長年面對患者，累積多年的經驗之後的省思。

如何讓自己不那麼顯眼？

大學時期在一本原文書中看見Cosmetic learning這個詞彙，所謂Cosmetic learning

就是化妝式的學習，什麼是化妝式的學習呢？簡單來說，就是透過學習一些技巧，讓自己特質的影響不那麼外顯，我們也可以說是一種掩飾與偽裝的能力。

對於注意力缺陷過動特質的孩子，有許多策略是可以靠後天學習和練習的。舉例來說，上課專心聽講這件事。有些人會覺得不想聽，沒耐心聽，那麼就做自己，做自己喜歡的事情，不要管老師。如果你遇到一個善解人意，理解這種特質的師長，那麼當然不會有什麼問題。但我們也知道，這樣的大人通常可遇不可求。

因此，有注意力缺陷過動特質的人就會需要一種能力：讓台上的人覺得你真的有在認真聽，或者是讓對方覺得你有在認真聽，雖然實際上你可能早就不知道分心到哪裡去了……這就是化妝式的學習。

表現出一副真的很認真投入的樣子。什麼是認真投入的樣子，可能是要在位子上坐好，眼睛要直視講台上的人，要拿出筆記本抄寫而不是畫畫……這些行為都會讓別人感覺到你有在專心。

當然，能專心聽當然是最好的，因為這樣會為自己帶來最大的幫助。不過，有這樣特質的人就會知道，這並不是一件容易的事，化妝式的學習告訴我們，就算不能真的專心，裝也要裝出來啊！

請試著扮演一位認真聽講的學生，這是許多ADHD需要的能力。

當然，也可以倚靠外在環境的提醒，例如，你只有坐在某些位置才能比較專注，那麼，如果你可以選擇，請記得為自己的學習做出最適切的選擇。我個人是偏好坐第一排，因為要分心也會有心理壓力。

當然，我還是認為能做自己是最幸福的。

記得剛回師大讀博士班的時候，有一節下課，不認識的學姐跑來跟我說話（大家應該知道，特教系博士班中有很多人都是特教老師和相關專業工作者）。

她問我：**你真的有ADHD嗎？怎麼可以坐得住？你看起來都很認真的……**（這個時候我才知道我已經成為被觀察的對象了……）

我很客氣的回覆學姐：**妳怎麼知道我有在聽？**

過度專注

過度專注（hyperfocus）是指人們在從事有興趣的活動時非常的專心，以致呈現一種廢寢忘食的狀態。對於許多注意力缺陷過動的孩子來說，生活中時常忘東忘西，上課聽講時分心神遊做白日夢。但是只要投入自己有興趣的領域卻能超級專心，甚至旁邊的人一再提醒也都停不下來。這樣的狀態對許多注意力不足過動的孩子或成人來說，其實是一種困擾。

而這樣的狀態常讓身旁的人不解，不是說他有注意力缺陷問題嗎？他們不是不能專心嗎？其實過度專注代表著孩子無法自我控制，專注力調節有問題，一旦沉浸在當下的活動就無法適當地轉換，將注意力放在主要任務上。

若是欠缺自我管理與自我激勵的能力，容易表現出分心、拖延和生活中的各項事務缺乏組織，被他人視為沒有條理。因此，他們常常會忘記原本該做的事情，甚至忘記與他人的承諾約定，影響學習與工作表現，造成與他人關係緊張。

其實許多不同領域的專家（研究人員、作家、藝術家……）也都有過度專注的特質，因為長時間投入自己的專業領域才能成就非凡。不過很重要的一點是，這樣特質的人很多時候需要維持高度興奮才能比較專心，平衡正常的生活。

看到這裡，大家應該理解了：**要讓注意力缺陷過動特質的人在事情上保持專注，需要的讓他們對這件事產生興趣，讓他們做這件事時能感動、興奮甚至愉悅。**

如果注意力缺陷特質的人能善用過度專注的模式，反而能提供學習與工作效率，讓自己在投入學習和工作時啟動過度專注模式，隔絕所有可能的干擾，將能讓自己事半功倍。

再者，透過環境的安排和輔助策略幫助自己調節注意力，適時的轉換專注力才能有效的完成日常生活中的不同任務。

如果你身邊的孩子（或是我們自己）有過度專注的問題，可以試著這樣做：

第一、讓孩子覺察自己的狀態，理解大腦的運作機制，如果自己無法有效調節就要依賴外在環境和他人的幫忙，讓自己能適時抽離，幫助自己有效調節專注力。

第二、調整認知，不是只有自己的事情才是最重要的，適時和身邊的人討論生活中各項事務的重要性和緊急性，每隔一段時間檢視自己的待辦清單，釐清這些事務的輕重緩急，調整優先順序。

第三、發展因應過度專注所需之生活策略，舉例來說，平時學習和工作時養成計時的習慣。像是做不同事情時都有固定的時間，除了聲音提示，還可以請他人給予肢體上的提示，像是拍拍自己或是一定要讓自己離開座位……等。

別忘記在運用過度專注與抽離時都要給自己一段時間緩衝，每次間隔也要預留大腦重設的休息時間。

有注意力缺陷過動特質的人只要學習和練習一樣也可以專心。因為專注是可以訓練的。保持覺察，善用優勢能力，做自己喜歡的事，同時試著把學習和工作變有趣。

對於自己不擅長或是不喜歡的事物，如果無法逃避，那麼就想辦法透過認知調適欺騙自己的大腦，提升自己的動機與動力。當然，善用策略是必要的，降低環境的干擾，避開容易讓自己分心的事物，設定階段性目標分次分批執行，一點一點的推進。

如何誘發孩子優勢特質的發展

對於許多注意力缺陷過動特質的孩子來說，他們的優勢被看見之前，早已經被特質帶來的問題淹沒了，換句話說，身邊的大人可能因為需要不斷地面對與協助處理這些問題，以致看不見孩子的優勢，或是視而不見。什麼是孩子的優勢？在成長階段中，孩子會願意主動投入，且長時間投入的領域往往就是他們的優勢，這個優勢可能是因為內在動機促成的，因為做多了，自然就成為他的優勢，或者是本身就對某個領域特別擅長，做起來得心應手，孩子就會在不斷的行動中獲得滿足感，隨著時間積累，就成為該領域的優勢特質。

其實，優勢替代也是非常重要的輔導策略。過去我在許多個案討論中都會特別提醒相關輔導人員，在陳述孩子的問題同時，也要試著回答兩個問題：這個孩子喜歡什麼？這個孩子擅長做些什麼？**因為從優勢的角度切入，很有可能帶動弱勢能力的發展。**舉例來說，一個不擅長書寫但喜愛繪畫塗鴉的孩子，當我們允許他用畫的方式來做筆記，就有機會讓他參與學習，甚至用自己擅長的方式將重點記錄下來。同時，老師也應該思考如何創造讓這樣的孩子表現的機會，如果他的強項被看見，他就會得到滿足感與自信心，當一個孩子被環境中的他人認可時，會激發他持續維持好表現的動力。

這些年來財團法人發展遲緩兒童基金會就特別推廣優勢卡的訓練活動，希望引導周遭的人看見特殊需求孩子的優勢與需求，並藉由運用孩子的優勢支持孩子參與各種生活與學習活動，我認為不僅是注意力缺陷過動特質的孩子需要，這樣的概念應該廣泛的加以推廣，認識自我是每個人一輩子的功課，優勢是每個人與生俱來的禮物，每個人都應該善用，創造屬於自己的價值。

（我的優勢卡手冊電子檔連結請參考：https://www.icf.org.tw/downloads.php）

我的優勢卡（My Ability ID Card）

- 姓名：曲小鑛　■ 男 □女；生日2014年1月1日（10歲）
- **擬定日期**：西元2024年4月1日；**主要擬定者姓名**：曲小鑛
- **當事人參與程度**：□自我報告獨立版，■ 自我報告協助版，□觀察者報告版
- **擬定者(複選)**：■當事人，■父母，□老師，□專業人員，□其他
- **擬定情境(單選)**：□獨立完成，□一對一，■多對一，□一對多

自己表達的方式：（可複選）

■完整句、□單字、□身體語言、□書寫、□圖畫、□溝通輔具、□其他

自己表達的優勢：（可填6~9項）

圖片（可搭配圖片）	圖片	圖片
優勢一：會觀察細節 我會發現媽媽現在的心情不好！	**優勢二：記憶力好** 我可以記得別人的名字和電話	**優勢三：善良** 我會照顧小動物，我會幫助同學
圖片	圖片	圖片
優勢四：寫字漂亮 老師都會稱讚我的作業寫得很好	**優勢五：樂於分享** 我會告訴別人我喜歡的東西	**優勢六：擅長做筆記** 平時上課我都會認真把老師説的重點記下來
圖片	圖片	圖片
優勢七：喜歡手作 我放假的時候喜歡編織、剪紙	**優勢八：喜歡閱讀，看很多書** 媽媽都會利用放假帶我去誠品看書	**優勢九：認真負責** 我會把自己的功課完成，也會把自己的東西收好

他人表達________的優勢：（非必填）

他人1：（可填寫和當事人關係，並詳細描述）

爸爸、媽媽覺得曲小鑛的優勢

我需要的支持

• **支持一**：不擅長分辨別人的心情，希望別人可以直接告訴我，講出來，不要用非語言動作表示。 • **支持二**：面對新事物需要提前被預告和給我多一些的準備時間。	• **支持三**：對話的困難，在與別人互動和溝通時希望對方可以多給我一些時間。 • **支持四**：比較不敢主動加入活動，需要老師分配或是別人邀請。

6th版：設計者：廖華芳(2023/12)

他們的故事

得利於過度專注特質的植物獵人洪信介

植物獵人洪信介雖然只有國中學歷，卻連植物學教授都大力稱頌。他不只擁有爬樹爬高的膽識、體力、耐力與毅力，對於植物的專業知識也超越一般的植物專家。他目前在屏東縣高樹鄉辜嚴倬雲植物保種中心工作，中心收藏超過三萬多種植物，是世界上最大的熱帶植物保種中心。

洪信介從小就非常過動，一天到晚闖禍，天天都被修理，去學校被老師打，在家裡也被爸媽打。雖然他對於校內課程沒有什麼興趣，但是對於植物有非常高的熱情，平常除了翻閱植物圖鑑，也會偷偷闖進桃園機場管制區內的草原與濕地，那個時期的他就從觀察長葉茅膏菜這種捕蟲植物滿足自己對於植物的喜好。

洪信介在受訪時說：「我是真的喜歡讀書（學習）的，只是不喜歡被管教。」

洪家有四個小孩，洪信介排行老四，大姐大六歲、二哥和三哥各差兩歲，爸爸是計程車司機，媽媽在工廠做縫紉。洪信介小時候一天到晚往外跑，要玩到肚子餓才會回家，對於求學時的記憶大部分都是到處玩，沒有什麼分寸的玩耍也讓他無論在學校還是在家都很容易被罵、被處罰（被打）。

他國中畢業後沒有堅持要上學，因為自覺並不是很適合傳統的學習模式，也不太喜歡寫作業，不過從小就會主動閱讀自己有興趣的主題，像是和植物有關的就會非常主動。

十五歲國中畢業後，洪信介就一直到處打工，多半都是在打零工，像是五金師傅、水電師傅、工地主任、古蹟修復、汽車噴漆師傅都做過。可能從小愛爬樹的關係，加上沒有懼高症，也讓他在工地時完成了許多特別困難的施工任務，大家都對他異於常人的「勇敢」相當佩服。本著對植物的愛好和熱情，只要是洪信介在的工地常常都會種滿各種不同的植物。其實他一開始採集植物的初衷，部分也是為了求生，所以一開始專注在食藥植物和觀賞植物的採集。

直到近幾年，他才開始深刻的覺察注意力缺陷的問題，覺得自己的腦袋常常飄來飄去，很容易分心。不只如此，他覺得影響最大的是這些念頭常常伴隨著情緒，當自己大腦處於這樣的狀態時會特別耗能和困擾。過去他對這樣的狀態沒有深度的覺察，只能任憑它恣意迸發，現在的洪信介已經很清楚的知道，要適時覺察自己這樣的狀態，因為覺察才有機會調整。

他在受訪時提到，有時候要刻意轉移注意力，先把注意力聚焦在某一個點上，讓自己跳脫那樣混亂的狀態；或者是碰過聽固定頻率的聲音（像是下雨的聲音），幫助自己能專注放鬆，近年來更是沉迷於寫書法，在練習毛筆字的書寫上最喜歡的是行書，從臨摹王羲之的作品到歷代皇帝的字體，他最喜歡雍正的字體。他認為與其把時間花在滑手機上網，不如好好的練字寫書法，一來真的可以幫助自己比較放鬆，也比較不會胡思亂想。

•更有意識的覺察自己，想要更真誠的面對自己

洪信介在受訪時很誠懇的回顧過動特質對自己心情和情緒的影響。因為小時候經常被處罰，加上很早進入職場，年紀小又身材瘦小的他也有許多被霸凌的經驗。他在這樣的環境中養成習慣壓抑與偽裝自己的習慣，這樣的偽裝讓他覺得很累，心中也累積許多憤怒，雖然不會出現什麼脫軌的行為，但是他很清楚知道那些憤怒和委屈的情緒時不時就會浮現在腦袋裡。

洪信介覺得自己這樣的狀態並不正常，尤其是在腦中會想著要去欺負那些8+9和渾

身刺青的混混，因為他覺得這些人平常也會欺負別人，他不會因為對他們有精神上的欺負因而帶來愧疚感。生命中最痛苦的兩年半是他四十多歲回去念高中，當時的他覺得身邊的同學（高中生）每天都很吵鬧，讓他非常痛苦。

洪信介從小就熱愛植物，除了採集，就是去書店看相關的書籍，只要有植物圖鑑，他就一定會買，他認為自己在山上會迷路最重要的原因就是被各種不同的植物吸引分心。無論在植物上的專業或是繪畫上的表現都跟過動症中常出現的「過度專注」有關。他回憶道，小時候只有畫畫才能讓他靜下來，直到現在還是一樣，有時候畫畫或是寫書法太投入時，甚至會一整個晚上都沒睡覺。

忽然間的成名讓洪信介開始認真思考自己的問題，他希望能更了解自己為什麼會有這些想法和行為，花了更多時間探索和認識自己。成名之後被迫要面對更多人，原本因為成長過程中長期挫折累積的不自信而與人群疏離的他只好改變，開始練習去接觸不同的人群。

洪信介在有一次採訪中提到：「有人說我是怪咖、是瘋子，也許我們這款不被理解的少數，才應該是多數。往往就是我們這些怪咖、瘋子，讓社會變得更精采，因為怪咖的另一個名子就叫做，先鋒。」他在植物方面的專業是過度專注的展現，將過動特質的優勢展現得淋漓盡致。

4

注意力缺陷過動特質的隱憂

有注意力缺陷、過動與衝動特質的人比一般人更容易產生情緒行為問題、發生交通意外、引發焦慮憂鬱，甚至因為界線感不明確，容易造成生活中的人際關係緊張、陷入麻煩與犯罪等問題。以下分別說明：

一不小心就發生意外

注意力缺陷影響駕駛型態，常在行駛中粗心大意而收到罰單、超速。這幾年，每隔一段時間就會聽到大一新鮮人發生交通事故的消息，有些人因為這樣的意外產生不可逆的後果，著實讓人心疼。每隔一段時間就會得知身邊的大孩子發生交通意外，那天得知大孩子出車禍，我們先用視訊通話，這一次的確是傷的不輕，真是讓人擔心。

跟大孩子通話時，我好奇的問他，上大學後還有沒有持續治療（用藥）？大孩子的答案是否定的。我只提醒他，那麼在騎車時就需要加倍專注，也要避免一些不好的駕駛習慣，因為我們的風險比一般人來得更高，就像我那天就連在教室都可以因為沒注意到門而撞傷額頭一樣，這樣的狀況從小到大屢見不鮮。

我們這些有注意力缺陷過動特質的人往往老早就形成只要不是嚴重的傷就不算是傷的生活哲學，受傷是必然的，不要被一擊必殺就好，因為活著才有希望啊！

兒童的注意力缺陷過動症有30至50%的機率會持續到其成人時期，在二〇一八年的一篇系統性回顧研究〈Risk of unintentional injuries in children and adolescents with ADHD and the impact of ADHD medications: A systematic review and meta-analysis〉中提到，相對來說，有注意力缺陷過動症的兒童及青少年發生意外受傷等事故的風險較高，而注意力缺陷過動症的用藥在短期間是具有保護作用的。

臺灣醫師陳錦宏二〇一九年的研究〈Attention-Deficit/Hyperactivity Disorder and Mortality Risk in Taiwan〉發現，在臺灣，注意力缺陷過動症者具有顯著較高的因傷致死機率，原因包括：自殺、意外和謀殺。

注意力不集中、過動和衝動等行為會增加意外傷害的風險，意外傷害可能是因為低估了冒險行為的後果。過去的研究發現，ADHD的交通事故比例增加，主因是其工作記憶障礙和衝動特質潛在的影響。

情緒行為問題

在臺灣的特殊教育法中，注意力缺陷過動症屬於情緒行為障礙，換句話說，這類人的情緒起伏本來就比一般人來得更明顯也更快速，容易因為外在環境刺激情緒起伏，產生不被環境所接受的行為問題。在《曲老師的情緒素養課》書中曾提及，面對孩子的情緒行為一定要記得將情緒與行為切開來看，情緒歸情緒、行為歸行為，因為情緒是中性的，沒有對錯，但是行為有正向、負向的區別，舉例來說，當我們很生氣的時候，生氣的情緒是中性的、是自然的，但是如果我們在生氣的時候罵髒話或是打人，罵髒話、打人的行為就屬於負向行為。

協助注意力缺陷過動特質的孩子有意識的區辨情緒與行為的差異是重要的，如此才能讓我們開始接納孩子的情緒，孩子也才能學會接納自己的情緒，坦露自己的情緒，而不會選擇壓抑、隱藏自己的情緒。

而將行為與情緒分開來看，也可以幫助孩子提醒自己，行為反應是我們自身的選擇，即便生氣了，我們也可以好好說，好好的處理事情。不應該將自己不理想的負向行為歸因於情緒的影響。而情緒有三種特性，分別是：**情緒受情境影響**、**情緒是會累積的**、**情緒是會傳遞的**，對於注意力缺陷過動症特質的人以及身邊的人來說，要更有意識的覺察自己情緒的波動，到底是受到怎樣的環境刺激？適度的抒發與調節自己的情緒，避免讓情緒持續累積；當面對他人情緒時，要有意識提醒自己停頓與整理，降低因接受他人情緒而引發不適當行為，造成影響。

大人在介入孩子的問題前需要先穩定自己

上體育課的時候，體育老師將班上同學分成兩組進行競賽活動，在活動前，老師先給予兩組同學時間討論戰術，但其中一位同學偷偷混進對方小組偷聽，以至於引起對方不滿，其中偷聽對方的孩子和直接衝突的孩子都有過動、衝動的特質。

其中一個孩子從背後踢另一個孩子一腳，雖然看起來力道不大，但是應該還蠻有感的，被踢的孩子拿起地上指示行進方向的小角錐要砸踢他的同學。

兩個人的情緒都非常激動，看得出來他們兩個都在氣頭上，踢人的同學看我站在丟角錐同學身旁，顯得有些壓力，眼眶泛淚，嘴巴也不停碎唸。

當然，他們兩個的衝突等級在曲老師的經驗中屬於最最輕微的，當下我沒有任何擔心，只是希望幫這兩個同學爭取時間，讓他們兩個有機會慢慢緩下來。

比較挑戰的是旁邊各有幫腔的同學，紛紛提供自己的建議，這些班上熱心的群眾其實也是這起事件的參與者，因為他們兩個的爭執源起是因為兩組的競賽，細節我就不多說了。

過程中，我沒有說什麼話，沒有試著調解，也沒有想要指導他們什麼，我唯一做的，只是接住他們各自的情緒，試著幫助他們慢下來，有一些時間沉澱，同時不要讓旁邊的群眾節外生枝。

等每個孩子說過一輪後，大家一起拼湊出整起事件的經過，原本劍拔弩張的氛圍也就消失了，兩個衝突的孩子又坐在一起，其中一個露出了輕鬆的笑容。

結束討論後，課堂又恢復原先的秩序。我輕聲喊了那個一開始眼眶泛淚的孩子，走過去拍了拍他的肩膀，一句話也沒說就離開了。

在陪伴注意力缺陷過動特質的孩子時，我常提醒家長要整理好自己，練習保持穩定，這樣才能適時地接住孩子。

家長保持穩定是幫助孩子的首要課題，每個人都有情緒調節的能力，孩子也不例外，我們的憤怒只會帶來反效果，干擾孩子整理情緒。大人最重要的就是穩住自己的情緒，練習好好接住他們。

練習接納孩子的感受，越想教，問題只會越嚴重

近年來最讓我震撼的一本書是《教出殺人犯》，這本書的作者是日本已故的更生專家岡本茂樹，他總結自己畢生投入受刑人輔導工作的經驗，提出對於教育、教養的重要觀點。雖然他的研究對象是受刑人、加害人，但從他對這群人生命歷程的長期觀察，的確對一線教育工作者和父母是很好的提醒。

他在書中提到：剛犯錯就要求行為人寫悔過書的一般教育現場手段，其實僅會造成虛偽的反省。反省的第一步是讓行為人更加理解自己，所以首要的矯治手段應該是從加害人觀點開始。

事件發生後立即強求反省的慣例，是造成再犯的重要原因之一，強求反省不會創造出信賴他人的人際關係，而訴苦、服軟、示弱與依賴才會讓行為人展現出真正的自我，在此基礎上才能有機會邁向改變。因為反省太重要了，所以我們必須追求反省的真確。反省的真確關鍵來自做錯事的人的聲音先被接納。唯有傾聽那些做錯事的人，發自內心的反省才有現身的空間。

沒有任何一位注意力缺陷過動特質的人想要把事情搞砸，這樣的孩子在成長階段需要身邊大人的同理與接納，當他們犯錯時，大人需要先接納他們的感受，同理他們的處境，讓他們覺得身邊的人理解自己的困難，唯有如此，才能讓這些孩子真正的面對自己的錯誤，認識自己的特質，避免累積不必要的情緒與毒性壓力。

許多罪犯從小到大浸潤在壓抑、有毒的環境，內心惡意逐漸增長。而惡意會朝著兩種方向發展，一是對內的攻擊行為，即精神疾病，另一是對外的攻擊，即犯罪。犯罪是將人類心中潛藏的攻擊性外顯出來，當攻擊朝向他人就成了罪犯；當攻擊朝向自己，就會以自傷、自殺的方式表現，受憂鬱症所苦的人通常會不斷責怪自己。

覺察內心的痛苦才能真正開始反省

《教出殺人犯》中提出，當受刑人將內心的傷痛喊了出來，協助者也確實接住了他的情緒，他的傷口才能癒合並成為被關愛的體驗。缺乏關愛體驗的受刑人感受到協助者的關愛後，才能面對自己犯下的罪。

面對孩子的情緒行為問題也一樣，孩子的問題行為是大人的機會，看得見至少容易處理，父母應該將之視為孩子給予我們機會。孩子的問題行為可能也是一種求救訊號，我們必須接收到他的痛苦，給予適當的陪伴。

孩子唯有練習接納自己的感受與情緒，才能學會同理，因為不懂得珍惜自己的人對自己內心的傷痛很遲鈍，也沒有能力覺察他人內心的傷痛。過度壓抑情緒，情緒行為問題遲早會顯現。面對孩子的行為問題，別急著對孩子講道理，道理會讓孩子變得壓抑。讓孩子知道什麼是正確的情緒之前，應該先允許孩子有自己的感覺，唯有如此，孩子才可能有能力同理他人的感受。

此外，當孩子向我們展現自己的軟弱時，大人一定要把握機會好好傾聽，有些孩子可能會對不能接住自己痛苦的父母師長產生憎恨的情感，最嚴重的就是不再對他人敞開心房。敞開心房就是向他人展現真實的自己，一個無法對任何人傾吐心事的人就沒有辦法建立健全的人際關係。

其實大多數問題幾乎都能追溯到童年，在親子關係中必須時常自我壓抑，不被允許表達自己的需求，甚至被要求反省。透過吐露真心話才能了解自己並正視內心，無法表達內心真正的感受就會自我壓抑。我們很常要求孩子將心比心、站在別人立場想一想，思考身邊的人會怎麼想，這是行不通的，當然思考自己對他人造成什麼困擾有其必要，但這和單純要求反省的結果一樣。我們應該鼓勵他關注自己的內心，如此才能協助自己覺察內心的問題，說教、壓抑只會讓孩子習慣將痛苦隱藏起來，最後再一口氣爆發！

普通班教師是特教輔導人員的眼睛

孩子在學校因為同學的挑釁爆炸，他的班導師在親師會議中能很清楚交待整個事發經過，包含前事、行為本身和後果，充分展現老師對個別孩子的用心和投入。我過去曾和這位老師對不同孩子的狀況進行對話，很清楚知道她對孩子的付出和真心，此外，最讓我驚訝的，是她描述事件過程的細膩，就像你不在現場，但根據她的描述，自己就能在腦中還原現場，非常有畫面感。

討論中，聽到家長回饋說：「雖然在學校有看到孩子流露情緒的樣子，但當天接走他，一離開學校後，就像是換了一個樣，怎麼引導他說事情經過，他都說不出來……」我跟老師和家長對孩子的支持性策略，在此簡單濃縮重點，希望對於有相似特質和處境的孩子有所幫助。

第一、需要有人能和孩子**建立長期的支持性關係**，從我們的觀察都發現，孩子和他人比較難建立信任關係。換句話說，當事情發生時，要能接住他本身就沒那麼容易，平時就需要準備。

第二、孩子的突破點在於他願意敞開心胸，面對那個失控的自己。平時孩子習慣掩飾，把不被環境接受的那個自己藏起來。**引導孩子正視那個連他自己都不喜歡的自己**，才有機會讓孩子突破現在的瓶頸。

第三、孩子能夠正視那個不堪的自己，我們才有機會進行預防性工作，讓他理解和學習預警，避免讓自己落入那樣的情境，降低失控的機會。

第四、當事件發生時，老師的反應很重要，**即時的介入，讓發生衝突的孩子先離開現場**，避免其他同學圍觀而擦槍走火。如果可以，先盡量避免用肢體壓制或限制孩子的行動，以免產生不必要的衝突。

第五、**理解孩子的感受和處境**，讓孩子知道即便他的行為失當，但是他的感受是重要的，旁邊的人是在乎的。

第六、**在真實情境中練習**，幫助孩子有機會成功調節自己的情緒，如果只有不斷的失敗和挫折，會影響孩子的自我概念甚至習得無助。這樣的孩子更需要環境當中有人適時撐他一把。

接納孩子的感受先於要求他們反省

在分享時談到我們應該接納孩子的感受先於要求孩子反省，與會的老師很認真，提出兩個問題：第一是怎樣算是接納孩子的感受？教學現場很忙，可能沒有那麼多時間，而且每個人都有自己的角色和職責，如果是學務人員，要負責懲處，又該怎麼辦？

聽到老師的提問，心裡想的是，換成是我在現場，我會怎麼做？我會怎麼選擇？我應該會**相信自己認為是重要的，實踐接納感受先於反省的原則**。

我的回應是，「無論我的身份是什麼，即便是負責懲處，我仍然會先試著同理孩子當下的感受，因為我知道唯有如此，後續的懲處才會帶給孩子正向的意義。如果我時間不夠，第一時間我一樣會這樣選擇，我會把懲處放在後面。」

如何接納孩子的感受？我會選擇陪孩子看見當下的自己，整理自己的想法，梳理自己的情緒，同時試著釐清環境中的各種刺激和訊息。

有老師提問，「在現場很多特教的孩子對於情緒理解能力很差，他們可能說不出來，這個時候，老師你會怎麼做？」

我的回應是：「如果我和孩子的討論是根據事實，當我們能一起確認事情的來龍去脈和因果關係，我會試著猜測孩子當下的感受，並把我的猜測說出來與孩子核對。我認為不是只有特教孩子需要這樣的訓練，現在很多孩子都需要這樣的訓練。」

我補充說：「我會把這個當下當作整個學習歷程中的一次經驗，我不會期待這一次就會帶給孩子很大的改變和進步，但我相信一次又一次的積累，孩子可以持續進步。換句話說，每一次的練習都非常有意義，我們應該把握這些機會！」

焦慮憂鬱的問題

研究分析發現，注意力缺陷過動症患者從小就容易憂鬱及焦慮，而且情況到成年時更趨嚴重，罹患焦慮症是一般人的三倍，憂鬱症更高達五倍。成人注意力缺陷過動症的認知行為模式，因其核心症狀（注意力缺陷、過動和衝動），加上成長過程中的挫折經驗，容易發展出失敗的補償策略，像是拖延、逃避，也因為這些挫敗經驗和人際關係困擾，變得容易負向思考、負面的評價自己。久而久之容易陷入情緒困擾，像是罪惡感、憤怒、憂鬱和焦慮。部分功能喪失，生活適應出現困難，形成惡性循環。

過去研究也發現，注意力缺陷過動症特質與干擾性行為的成因有著密切的關係，而許多研究都提到負向管教（懲罰性）與不一致的教養方式容易引發孩子干擾性行為問題的發展。我們已經知道當父母對孩子缺乏關愛，長期採取高權威、限制壓迫，甚至忽略等方式與孩子互動，不僅無法建立安全依附關係，也容易造成孩子緊張、焦慮甚至出現許多壓抑、乖張的情緒。崔普等人（Tripp et. Al）等人在二〇〇七年的研究也發現，父母對注意力缺陷過動症孩子表現出較少溫暖支持、投入陪伴時間較少、經常無效的溝通會造成孩子有憂鬱的表現。

黃隆正醫師在《我不是故意的！成人也有ADHD》一書中提到，由於症狀的關係，ADHD患者要應付日常生活的各種挑戰，容易焦慮、緊張不安。對於從小就會咬指甲、摳指甲，大考前一定會咳嗽咳到吐的我來說，生活中那樣的緊張感、焦慮感是真實存在的。直到現在，常常仍會時不時感到顳顎關節附近緊繃，晚上睡覺不自覺的磨牙到齒裂。這些狀態代表著即便到現在，平時生活的壓力值仍處於需要被有意識關注的狀態。

回憶成長的過程，我是幸運的，現在生活仍能維持一定程度的穩定，得力於四件事：第一、爸媽自律甚嚴，生活相當規律，用心教養的他們不僅是很好的身教，對於我的執行功能養成也有重要影響。第二、自省覺察的能力很早就已經開始發展。第三、從小就喜歡運動，求學期間一直保持穩定的運動習慣。第四、誤打誤撞進入特殊教育、心理輔導專業學習領域。

打破慣性思維

在黃醫師的臨床經驗中發現，ADHD患者因為長期表現不理想與挫敗經驗，造成缺乏自信，當遇到困難時，過去的陰影及負面想法就會浮現，像是「糟糕，死定了！」、「再怎麼努力都沒用！」、「等等一定又要被罵了！」若是長期抱持著這些負面想法，就容易憂鬱。憂鬱症的負向認知包含三個面向，分別是對自己總是抱持負面觀感、對外來的經驗總是負面解釋，以及對未來充滿負面的想法。這些負面的想法會自動且快速地出現，而非經大腦驗證。要排解憂鬱，就要試著打破負面的慣性思維。

面對這樣的狀態，最重要的第一步是平時練習自我覺察，了解自己的情緒狀態。並且試著在覺察過程中和自己對話，像是：我現在有什麼情緒？為什麼我會有這種情緒呢？我可以做些什麼緩解這樣的情緒？試著將這個歷程記錄下來。遇到困難時，先覺察當下負面的自動化思考。人的感受和行為大部分由想法所決定，情緒困擾也是。這些想法的出現是自動且快速的，如果不留意很難察覺，當中可能包含邏輯的錯誤、認知扭曲等。

舉例來說，孩子繳交作業的時間快到了，但進度嚴重落後……這時候，腦袋中可能會有兩種念頭，在意識層次想的是怎麼努力盡快完成。在潛意識層次可能是：再玩一下應該還是趕不上、老師可能會把期限往後延、我真是沒救了、沒完成一定會完蛋……。這些潛意識的念頭就是自動化想法。信念與思考歷程的改變，往往也會帶來感受和行為的改變。練習幫助自己轉念，試著把壞事變好事，看見不如預期當中的其他可能性。

認知行為治療的目標是在改變自動化思考的方式，去辨識沒用的想法，來幫助我們分辨與採取更有效的行動。平時刻意練習鼓勵自己，自我增強，將成功歸因於自己的努力，寫下生活當中的好事，並且說明為什麼這些事會讓自己感到開心。看見失敗當中的成功，看見努力之後的成果，學習與改變。當然，要讓成功的正向經驗取代之前的負向經驗，逐步邁向正向循環。

無論面對到任何情況，記得，不要全盤否定自己，我們可以透過理性情緒行為治療（REBT）的方法，幫助我們改變自己的非理性信念，請試著運用下列的五個步驟試試看：

一、標記困擾的事件：描述讓自己感到困擾、情緒不佳的事件或情境。

二、辨識出對此事件的自動化想法：列出自己感知到的自動化想法。

三、找出自動化想法的思考謬誤：從多個自動化想法中，挑一個影響自己最深的想法，再辨識出屬於哪一類的偏差，並說明理由。

四、自我詢問與駁斥謬誤點：用駁斥性問題挑戰自動化想法。

五、重新建立出合理反應；發展出合理的反應。

試著調整與改變認知的同時，可以適時的運用放鬆技巧，幫助自己穩定身心。

放鬆與轉念

面對焦慮，平時就要練習減壓的放鬆技巧，黃隆正醫師在他的書中談到三種策略，分別是**調息**、**調身和調心**。

調息：深呼、鬆吸的腹式呼吸，重點是細慢悠緩。

調身：讓全身肌肉鬆弛，重點是先緊縮、後放鬆

調心：利用冥想來想像自己處於令人愉悅的優美情境，重點是盡量用五官去感覺。

此外，黃醫師也提到，當遇到有壓力的事情讓自己感到緊張時，可以試著轉念：

第一、先自我覺察、找出自己的自動化負面思考

第二、接著問自己三個問題：我這樣想，有確切的證據嗎？事情是否還有其他可能的解釋？結果真的一定會變得那麼糟嗎？通常這樣想過以後，就不會覺得壓力那

麼大了。

第三、多練習放鬆的技巧，幫助自己降低焦慮，恢復平靜。

界線問題

界線一直以來都是注意力缺陷過動症者的一大挑戰。界線是環境當中的規則，這些規則除了有形的規定外，也包含人與人相處的無形規則。很多注意力缺陷過動症者對於界線比較無感，很容易跨界。跨越界線有時候代表的是突破與超越，但也有可能為自己帶來麻煩與困擾。舉例來說，研究發現這樣特質的人很適合從事業務工作，因為需要在面對陌生人時快速的打破界線，拉近人與人之間的距離，才有機會成功完成銷售。對於這類特質的人來說，界線模糊就成為了優勢。

但是，因為對於界線的不敏感或是不在乎，也很容易在與人相處時踩線、越界，惹禍上身。像是不遵守規定、違反規則，在學生時期一定是學校老師眼中頭痛的學生，邁入職場後就成為單位內的麻煩員工。當然，注意力缺陷過動質特質的人多半就不是那麼聽話、循規蹈矩的人，但也因為這樣，他們常常成為勇於創新、為社會帶來新的規則與變革的人。

對於容易越界的人來說，從小就需要建立正向的價值觀，也因為如此，家庭環境和父母教養就顯得更為重要。在長大的過程中，價值觀的形塑是父母親在陪伴注意力缺陷過動特質孩子的重要功課，除了自己以身作則之外，也可以善用社會案件和孩子討論法律、規則與規定的重要性，當然，我們一直強調正向教養對於形塑孩子行為的重要性，一旦孩子犯錯、違規，都應該適度的讓孩子承擔自然後果與邏輯後果，小時候若能因為犯錯就習得重要的生存策略那就真的賺到了！

對於缺乏抵抗力的人來說，避免或是降低讓自己陷入越界的情況，最好的策略就是遠離誘惑，增加自己「越界」的難度，舉例來說，避免出入複雜的環境，讓自己的人際關係單純一些，選擇環境、選擇朋友，刻意和別人保持一定的距離，這些選擇的目的就是避免自己因為衝動而越界。請切記，不要高估自己的控制力，對抗與生俱來的特質是一件非常不容易的事，請隨時提醒自己：我是一個容易越界的人，我這樣做是否已經超越人與人互動合理的界線了！

犯罪問題

許多曝險少年除了家庭環境問題外，有蠻高的比例是本身也存在著因其特質產生的外顯行為，舉例來說，理解力與注意力困難、衝動控制不佳、缺乏社會性互動與溝通能力。過去，日本有許多研究已經提出不同障礙層次的概念，本身特質、家庭環境、學校環境，層層的障礙讓這個生命陷落，無法翻身甚至持續複製到下一代。

臺灣本土的研究《青少犯罪分析與處遇模式探究－以臺南少年觀護所為例》，是李慧芳心理師在擔任臺南少年觀護所心理師期間對收容人所做的調查，她發現當中有大量少年在國小階段曾經被診斷為注意力缺陷過動症。此外，有許多收容人過去雖未接受醫院鑑定，但從家長口述得知，他們的注意力問題影響其兒童階段學習成就，經常遭遇挫折，同時也有好動、衝動等問題，這些疑似注意力缺陷過動症的收容人在兒童時期就經常發生許多干擾性行為，造成自己、家庭與學校困擾。

而干擾與破壞規範等行為是教育環境最常見及被關注的議題，也與青少年後來的犯罪行為有著一定程度的關聯。許多人認為家庭社經條件是影響孩子發展的主因，但已經有不少研究指出，家人之間的互動經驗遠比家庭社經背景對孩子的影響關鍵。《少年事件處理法》中就有針對父母親職教育提出規範和罰則，但在實務上要落實卻相當困難，尤其對於平時溫飽就有困難的家庭，罰款也無益於改善他們花時間參與學習和訓練的動力。這些具有特質的孩子若加上後天教養不利、以及身處複雜的生活環境就容易曝險，犯罪的機會就會增加。

需要最多的反而得到最少

徐西森於一九九六年時就提出青少年的犯罪行為，與自我功能薄弱、學校適應不良、社會適應不佳、家庭適應欠佳等因素有關，早期形成偏差行為以後，在家庭或學校沒有得到處遇，就會衍生成更多的偏差行為，再加上社會文化、同儕等不當因素，以及犯罪誘因的增長，最後就會形成犯罪行為。我想特別強調，不是有這些特質和外顯行為的孩子就會犯罪，變成罪犯，而是他們比一般孩子的風險更高，需要更多的資源協助，但很可惜的是，越需要資源的孩子在大環境中似乎得到越少！

當孩子涉及刑事案件後的安置脫離學校系統後，這些孩子如何獲得特殊教育輔導資源？更別提那些本身就沒有身份的孩子了。簡單來說，這些孩子進去前的問題，在他們結束安置回歸原本環境後，若核心問題依然沒有改善，那麼我們怎麼會期待他們會有所改變呢？在一線工作的我們都知道，許多具有這些特質的孩子若沒有經過刻意訓練或是治療，期待他們因長大而自然大幅度改善是過於理想化了。

《少年事件處理法》第42條中所謂保護處分有以下四種形式，分別是：

一、訓誡，並得予以假日生活輔導。

二、交付保護管束並得命為勞動服務。

三、交付安置於適當之福利、教養機構、醫療機構、執行過渡性教育措施或其他適當措施之處所輔導。

四、令入感化教育處所施以感化教育。

若是少年身體、精神或其他心智顯有障礙者，令入醫療機構或其他相當處所實施治療。而少年法院認有必要時，得徵詢適當之機關（構）、學校、團體或個人之意見，並得召開協調、諮詢或整合符合少年所需之福利服務、安置輔導、衛生醫療、就學、職業訓練、就業服務、家庭處遇計畫或其他資源與服務措施之相關會議。

從《少年事件處理法》可見，我們的法律是重視少年的個別需求的，如果涉犯少年事件的當事人有那麼高比例的特殊教育需求，那麼除了社工、心理專業工作者外，系統內應該要更有意識的納入特殊教育專業資源。不教而殺謂之虐，不戒視成謂之暴，我們要思考的是有沒有給孩子他所需要的，而不只是讓他們在系統內不斷搬家！

許多曝險少年都有注意力缺陷過動特質

《不會切蛋糕的犯罪少年》這本書所指的犯罪少年當中有非常高比例的人擁有注意力缺陷過動特質，這些孩子衝動、過動、注意力不集中，缺乏家庭支持和輔導資源介入，使得他們在求學過程中經歷許多困難。即便如此，我仍相信這些孩子都是渴望被他人認同的。成長的過程中，每個人都有可能犯錯，這些孩子的風險比一般人高，而且要改變比別人困難。因為，不是他們不想變好，而是因為先天特質加上後天資源匱乏以至於缺乏變好的機會。和他們真實的相處會發現，他們並不壞，而是身邊很少有人真正理解他們。

認知功能不全，只能憑藉所見所聞進而推想的能力薄弱。無法控制情緒，拙於控制情緒，容易發怒。不知變通，想到什麼就做什麼，不擅長應付意料之外的情況。自我評價錯誤，不了解自己的問題點，過度自信或缺乏自信。缺乏社交技巧：拙於溝通。這些孩子有可能不會算術也看不懂國字、不會制訂計畫也不懂設想後果、表達情感的詞彙很少。他們在學校是失敗者，進入監獄後只是一味被要求「反省」自己的罪行，但他們可能連怎麼反省都有困難。這些書中的描述顯示其中有不少注意力缺陷過動特質的孩子。

一次障礙指的是個體的障礙本身。二次障礙的成因是因為周遭的人缺乏障礙相關知識，無法獲得學校等的援助。三次障礙是當成為非行少年進入少年觀護所依舊無法獲得諒解，加上指導嚴格而情況惡化。四次障礙是出社會後更無法獲得諒解，又受到歧視，工作無法持續而再度出現偏差行為。如果這樣的障礙推論是被接受的，那也代表我們的環境和體制需要承擔非常大的責任。我們的家庭教育和學校教育都需要更有意識的認識和理解注意力缺陷過動症特質的孩子，家長、師長都需要更有能力陪伴與支持這樣特質的孩子，降低第一層與第二層障礙的產生。

先天特質加上後天環境的影響，使得犯罪似乎變成不得已的選擇。這樣說並不代表要將孩子的錯誤合理化，我也不認為特殊教育需求可以成為孩子犯罪的藉口。但是這些孩子大多無法適應一般教育，無法適應學校生活而出現偏差行為。早期的少輔院缺乏特殊教育專業，甚至是輔導專業人力，隸屬於法務部的少輔院在近年來才慢慢得到教育當局的補助，得到特殊教育資源的挹注，但對於這些有高度輔導需求的孩子來說，資源仍遠遠不足，不少民間團體也持續關心此議題，像是楊筱薇老師與在紐約的高風險青少年們共同成立了社團法人IPOWER培力學社。曾經旅美的楊老師在紐約時期，參與高風險青少年的教育輔導工作，當時有許多青少年在楊老師的引導下人生有明顯轉變。

回臺灣後，她從二〇一七年以新北老梅地區為據點，開啟服務高風險待定向青少年的相關支持性服務。還記得在一次互動對話中，楊老師疑惑的問我：為什麼她的服務對象有九成左右都有服藥（治療）的需求？在楊筱薇老師的心裡，這些孩子更需要的是被外人理解與支持，因為他們本身的特質，在長大過程中傷痕累累。我認為藥物雖然可以輔助，讓他們的症狀暫時得到緩解，但是他們更需要的是被理解、被支持，療癒那些從小到大積累的傷痛。

《不會切蛋糕的犯罪少年》提到真正的兒童教育是要幫助孩子「發現自我」與「提升自我評價」，這點與我從事教育輔導工作的經驗相符，過去幾年的著作雖然探討不同兒童與青少年教育輔導議題，像是二〇一九年的《曲老師的情緒素養課》、二〇二一年的《天賦就是你的超能力》和二〇二三年的《不讓你孤獨》，當中都明確指出社會與情緒學習（social and emotional learning）是所有孩子的必修課。在協助注意力缺陷過動特質的孩子時，我們需要更有意識的幫助他們認識自己，發展基礎的核心能力與因應策略，才能有效的幫助他們建立自信、形塑自我價值，這些能力都是需要刻意練習的，對這樣特質的孩子們來說更是！

原來我們是這樣的

避免讓直覺誤導我們對孩子的理解

二年級的孩子一坐下來就說：「好累啊！應該要喝一杯酒～」

老師聽到後很嚴肅的說：「怎麼可以喝酒！」

孩子說：「還是抽一根菸！」

老師很嚴肅的說：「怎麼可以抽菸！」

接下來的五分鐘就進入說教模式。

老師跟孩子說：「抽菸會得肺癌，喝酒會得肝癌……」

孩子說：「不然還是來喝一杯咖啡吧！」

老師依然很嚴肅的說：「你的年紀那麼小，不能喝咖啡。我的教室不能出現哪些字（菸、酒、賭博……）」

孩子在學習活動中嘴巴基本沒停下來過，另一個口齒伶俐的孩子和他你一句我一句，說個不停。

不知道那個點觸動了那個孩子再次提到酒。

這次老師的反應竟然是大笑，應該說第一時間忍不住笑出來。

最後這個說酒的孩子被請出課堂。老師的理由是「已經跟你說過了，我的課堂不能出現這些詞彙……」

我覺得很錯愕。

這個師生互動中，我看見大人缺乏一致性，在同樣的情境對於孩子同一個行為反應有那麼大的差異，一下子嚴厲糾正，一下子大笑，一下子又把孩子請出課堂……我甚至會懷疑老師是否知道自己在做什麼。

缺乏一致性的大人會讓孩子無所適從。

這個場景也刺激我思考，我們是否需要那麼嚴肅地看待孩子說的每一句話，如果簡單提醒後帶過，不糾結在這些詞彙是否可行？也不會讓其他孩子們一起聚焦在這個點上。

我更在乎與好奇的是：孩子為什麼會這樣說？他說這些話的功能為何？他有什麼樣的目的？

我特別走過去試著和那個被趕出課堂的孩子對話，他抱著一本小說，告訴我他現在很忙，不想被打擾。

我能感受到他受傷了。在我眼裡，他今天和老師的互動是滿分，當老師誤解他時，他很客氣、很努力的解釋說明，但依舊沒有化解老師對他的成見和誤解。

是的，委屈了！不過這就是真實人生的一部分。

他們的故事

很多過動成人都對小謝的生命故事似曾相識

現年三十歲的小謝碩士畢業，現任工程師。他回顧自己的成長歷程，發現自己的爸爸也有注意力缺陷過動的特質，而且對他的適應狀態有明顯影響。小謝的爸爸是公務員，但是很早就退休了，這十多年來都被憂鬱症困擾，看遍中西醫，狀況時好時壞。爸爸融入新團體很快，但也容易看見不好的地方，看見之後就會說出來或想要影響和改變，這樣的狀態容易造成他的人際關係緊張。長期關注爸爸的狀態也讓小謝開始擔心自己的未來。

小謝的爸媽很尊重孩子不同的特質，不覺得注意力缺陷過動症有什麼問題，民主開放的環境似乎比較不會打擊小謝的自信，但他認為這樣的教養方式也讓他延緩了對注意力缺陷過動特質的認識，因為在家庭環境中，這樣的特質並沒有帶來問題跟麻煩。確實如此，因為家庭教育是養成一個人生活習慣、做事習慣的重要場所，對於執行功能的策略和影響非常直接。

小謝分享自己離婚的經驗，不禁讓人開始認真思考，注意力缺陷過動特質的人是否適合婚姻關係？因為常常需要另一半配合，要其他人適應這樣特質的人真的不是簡單的事，當中可能包含非常多的衝突與摩擦。加上許多注意力缺陷過動特質的人常有界線的問題，界線不明時很容易越線、踩線，相處上也容易造成另一半的壓力。

在小謝的生命中，重要他人對認識自己的特質有關鍵性影響。前妻的工作是社會工作和心理輔導，對注意力缺陷過動特質有所認識，也影響他對自身注意力缺陷過動特質的了解。

在成長過程中，小謝也發展出自己的執行功能策略，像是工作前寫待辦清單，遇到問題先讓自己暫停一下，可以上個廁所，喝杯水，不要急於處理，重新整理思緒再行動。練習深呼吸，不要忘記深呼吸。

在學習上，小謝知道自己要花比別人更多的時間，知道後曾經覺得很心酸。但求學過程中並沒有遇到太大的瓶頸，主要是因為家人對成績沒有特別高的要求，而且他平時表現不差，只是大考的運氣似乎都不太好。不過，小謝對於符合別人期待這件事有一定程度的抗拒，這部分似乎有點對立反抗的特質，包含爸媽、公司主管以及前妻對自己的期待。

小謝是典型的注意力缺陷過動症成人，有一定的聰明才智，讓他能維持穩定的生活狀態，但是親密關係上的挫折、財務管理上的挫折，讓我們看見即便在成長過程中發展出對自己有利的執行功能，仍然可能因為注意力缺陷過動特質而讓生活面臨重大挑戰。

許多具有注意力缺陷過動症的人，這樣的特質從青春期開始直到往後的人生，過動、衝動的特質將漸漸不再頻繁以外部的肢體表現出來，轉而以內在的不安寧（inner restlessness）等型式或以多話、插嘴打斷他人說話形式展現。注意力缺陷過動症特質的人經常會錯失一些和自己同齡且有相同經驗的成年人可以察覺，或應該知道的事情。這項差異可能導致他們被旁人貼上「懶」、「笨」、「不體貼」、「不懂人情世故」等標籤。研究顯示，成人注意力缺陷過動症者在童年時期幾乎都曾經自我羞辱過，並歷經鬱鬱寡歡和低自尊，主要是因為他們在童年時期頻繁覺得或發現被他人誤解。

小謝自覺爸媽不在乎過動特質，延緩了他對自我特質的認識，這點覺察值得刻意掩飾孩子特質的爸媽借鑑，有時候隱藏不一定比較好，而且有些特質是藏不住的。小謝的爸爸也是臨床上常見因注意力缺陷過動特質而陷入憂鬱的成人，其實，在長大的階段就要有意識的培養調節壓力的能力，因為要面對成長過程中比一般人更多的挫折本身就不是一件容易的事。

5 關於用藥

藥物的使用對許多注意力缺陷過動特質的孩子來說是立即有效的介入策略，藥物治療也是許多精神科醫師在面對注意力缺陷過動症時的最主要手段。在臨床上，有不少個案因為用藥，注意力缺陷過動的影響得到有效的緩解，讓他們的生活恢復秩序與平靜。

而藥物的副作用常是許多父母抗拒讓孩子用藥的主因，擔心用藥可能讓孩子食慾不振，影響孩子發育，尤其擔心孩子因為用藥，吃得少而長不高。雖然這樣的擔心在實證研究上被否定了，但這的確是很多注意力缺陷過動症成長過程中必須面對的課題，也有家長會擔心停藥可能帶來的戒斷作用，會不會讓孩子過度依賴藥物，令許多家長為此糾結，常常難以做決定。過去還真的沒有遇過孩子用藥上癮的，大部分長期穩定用藥的孩子到了一個年紀，對於是否服藥已經會形成自己的策略，像是大考前才吃，或是有重要報告的當天早上才吃，平時就不吃。

不過，也有不少孩子會面臨吃藥前的糾結，吃藥對某些孩子來說就是在承認自己是有問題的，他們不願意接受自己的特質，也害怕因此被他人貼上標籤。就像有孩子曾經跟我說：「媽媽是不是覺得我不好，不愛我，才要我吃藥？」

每隔一段時間就會聽到有家長提問到底要不要讓孩子服藥？我一定會告訴家長，關於用藥問題務必要諮詢精神科醫師的意見，畢竟這是精神科醫師的專業。我也會提醒家長，用藥後要記錄孩子的反應，把這些改變一一回饋給醫師，幫助醫師在開藥時判斷參考。

家長要是不放心，甚至有人會追根究柢，就是想聽聽曲老師是怎麼看待過動症的用藥問題，實際上，對於這個問題，我在不同時期曾經有過不同的看法。

給一個機會

剛投入教育輔導工作的我，認為如果一個孩子會因為自己的特質大幅（頻率高、強度強）影響環境中的其他人，那麼家長就需要非常認真的評估用藥的必要性，畢竟光靠孩子當下的自控力是無法有效調節的，我相信絕大多數的孩子也不願意自己這樣而被別人當作怪物，被別人視為麻煩，被環境排擠。

這幾年，我對於服藥開始有更多面向的想法。舉例來說，如果一個孩子沒有影響到環境，他就是不容易專注，環境調整過了，也持續透過輔導支持他，但是在學習與生活適應上仍有明顯困難，面對這樣的孩子，是否會建議他嘗試用藥呢？

其實這個題目是有陷阱的，我再強調一次，**用藥是精神科醫師的專業，是否用藥請務必跟精神科醫師討論。**

但現在的我，會認為爸媽應該要給孩子一個機會。什麼機會呢？就是透過治療給自己一個改變的機會！換一個角度想，如果在服藥後讓孩子能更好的接收指令、更穩定的處理認知學習各方面的資訊，讓自己變得穩定，生活不再一團亂，能好好學習，那麼我們一直不願意讓孩子接受用藥治療，是否會剝奪孩子可能改變的機會？

這樣說不代表用藥後人生就一定豁然開朗，在實務工作上，我認為用藥也要搭配訓練，因為用藥期間孩子在相對穩定的情況下比較容易溝通（輸入），透過認知行為的訓練能幫助孩子更有效的發展策略、建立新的習慣與生活秩序。

這些年來曾遇過有家長非常糾結用藥的問題，我用前述的思維脈絡鼓勵他嘗試。沒想到用藥後，孩子狀況大幅度的改善，但是這個孩子也就從我的團體中消失了。過了幾年後，媽媽才又主動聯繫我，因為上中學後，孩子問題又一個一個冒出來……。

因此，這些年合作比較好的家長，我都會刻意提醒，除了藥物治療，請務必要持續訓練，即便沒有參與專業的訓練團體，孩子身邊也要有人能引導他思考，形塑價值觀與因應策略。

多一種可能性

近年來，我對於用藥又有一些新的想法。這些新的想法並不牴觸前面我所談到用藥治療的看法。現在的我，會跟對於糾結是否要讓孩子用藥的父母探討一種可能性：有沒有可能，在孩子成長過程中，我們幫孩子創造一個環境，這個環境是我們百分之百可以掌控的，包含環境中的人事物和規則，孩子可以在這樣的環境中依照他的步調學習，學習面對這個世界的能力，學習自己喜好的事物。

會有這樣的想法是學習本來就有非常多的可能性，學校、教室本來也就可以有更多重不同的樣貌，舉例來說，我在《天賦就是你的超能力》這本書中寫過阿果呂忠翰的故事，當獵人是他的老師，山是他的教室，大自然是他的教材，那麼他根本不需要用藥啊！換句話說，你要某些特質的孩子符應那樣的教學，那樣的學習環境，那麼用藥會不會變成一種不得不的選擇？如果我們沒辦法創造與孩子特質適配的環境，那麼我們就要把改變的希望寄託在孩子身上。

臺灣在二〇一四年實驗教育三法通過後，有越來越多不同教育型態的選擇，當然你有可能所有選擇都不滿意，或是礙於實務面考量，讓你無法做這些選擇。但我想說的是，孩子是家庭在養育的，主要照顧者仍然會有最大的影響力。

那天，和讀大學的孩子聊天，關心他上大學後是否持續用藥？他很大方的跟我說，上大學就沒穩定吃了，只有在大考前、重要報告前才吃。

我開玩笑說：「哎呀，現在變成專家啦！會自己調節啦！」

這個就讀大學的孩子，小時候不專注的問題對他的生活與學習造成明顯的困擾，在小學低年級就已經被醫師診斷為ADHD，也開始服用藥物治療，家長對於藥物治療採取比較開放的態度，一直以來都是配合著用藥和輔以認知行為的訓練，讓孩子在藥效期間進行訓練，練習調節自己的注意力問題。考上大學後放了一個長假，他覺得當時的自己已經沒有那麼強烈的專注需求，直到上大學後，面對特別需要專注的情境時，他才重新開始用藥。

最後，老話一句，關於注意力缺陷過動的孩子是否用藥，請認真的和你信任的精神科醫師討論。

服藥只是讓教室易於管理，而非改善孩子的狀況

二〇一六年，美國出版的科普書《精神病大流行》，認為要注意力缺陷過動症的孩子服用藥物，只是讓教室易於管理，並非改善孩子的狀況。二〇一七年，英國的兒童與青少年精神科醫師安妮·史瓦尼普爾（Annie Swanepoel）和兒童青少年諮商心

理治療師葛拉罕・繆吉克（Graham Music）等人發表了一篇文章，〈從演化的觀點思考，幫助我們了解注意力不足過動症〉。文中提出，要思考的，不只來自個體本身生理性的問題，還需要考量個體與環境的關係，環境包括自然環境和人為的文明社會制度等，他們同時認為，過動基因能傳下來，必然有其適合生存的因素。

關於過動症，李佳燕醫師也並非反對看診、用藥，她有疑慮的是輕易診斷與用藥，《我期待過動兒被賞識的那一天》除了彙整她看診的案例，更多的是援引國外醫師與專家學者的研究及著作。李醫師認為哪怕是有過動症傾向的孩子，她也希望大人能看見孩子其他的天賦；因為當一個孩子被肯定而有信心時，他就能活出屬於自己的價值與意義。

我一直都認為同樣的外顯行為可能有各種複雜的成因，過去我在演講中就特別強調，不要輕易合理化孩子的問題是因個人特質造成的。

李佳燕醫師在書中也特別提醒我們思考：我們是否窄化了「正常」的定義？當教育、教養有問題時，解決方法是要孩子看病吃藥來適應，還是改變教育、教養的方式？使用藥物讓孩子聽話、變乖，是否剝奪了多元發展的可能？注意力不足過動症的診斷，似乎撕掉了孩子「壞小孩」的標籤，卻也貼上了另一個「病態」的標籤；一個簡單的藥物治療，孩子看似狀況有「進步」，大人滿意，小孩少受苦，卻分不清用藥前還是用藥後，才是孩子的原貌？用藥後，孩子是更有自信，還是徹底毀了自信？注意力不足過動症，牽涉到教育問題、家庭問題，甚至整個社會的互動與價值觀，更與大人如何看待孩子，息息相關。

我非常認同李醫師的觀點，我認為這些觀點對許多仍在努力的家長、師長和孩子具有激勵和鼓勵的效果。但我們仍需要正視注意力缺陷過動症對個體和群體帶來的困擾、潛在風險以及影響。因為這些問題都是真實的，我們無法逃避。

了解孩子行為背後的動機才能帶來有效的改變

工作夥伴向我諮詢在他的教育場域中的問題，趕緊把我們的討論記錄下來。

孩子在學校的情緒行為是，當他犯錯之後，老師希望陪伴他面對自己的錯誤時，他會隨意吞下自己手邊的東西，雖然都是一些小東西，但也非常讓人擔心。即使是穩定服藥的狀態，這些問題仍然層出不窮。

聽完老師的描述後，我持續提出幾個問題，請老師幫忙我確認。像是：孩子為什麼會有這些行為？在犯錯後，老師通常會在多久之內期待孩子面對自己的錯誤？這個時間的長短有沒有影響孩子的行為反應？孩子吞完東西之後會呈現什麼狀態？這樣的行為期待達到什麼樣的目的？他有達到這個目的嗎？

老師很耐心的回應我的所有提問，從老師的回答可以知道他平時對孩子的觀察是細膩的。

孩子因為缺乏社會技巧，在群體互動時常容易陷入瓶頸，遇到困難時，他會嘗試搗亂尋求關注，有時候會用這樣的方式宣洩情緒。

我鼓勵老師從幾個方向思考：

一、如何陪伴孩子面對錯誤

老師認為帶孩子去道歉是為了讓他能維繫與他人的關係，但是要孩子面對自己的錯誤會讓他產生極大的壓力，這樣的壓力讓孩子產生脫序的行為。我覺得道歉只是面對錯誤的其中一種形式，道歉只能止損，沒辦法替自己加分，或許可以更積極思考，當他犯錯後，可以做些什麼來彌補，當他的行動對他人帶來幫助，才有機會扭轉他與同學的關係。

二、思考吞東西的功能性意義

吞東西之後他會表達自己的不舒服，希望家人能帶他回家，聽起來很有可能是為了逃避面對自己的錯誤，我想我們應該能同理孩子這樣的壓力。我們可以提供替代策略給他，讓他知道在面對壓力想逃避時可以直接說出來，練習覺察當下自己的情緒，嘗試表達想要暫時離開的需求。此外，善用孩子過去成功面對自身錯誤的經驗，引導他感受面對錯誤後那樣放鬆的感覺，藉此調整他對於面對錯誤的認知。

三、追本溯源，回到根本性問題思考

如何強化他的社會技巧和情緒調節能力，打地鼠補破網式的介入容易流於頭痛醫頭腳痛醫腳。這些所謂錯誤行為的發生一樣有其功能，為什麼他會需要選擇用搗亂來吸引別人注意或是刷存在感？在什麼樣的情境之下，他會選擇這樣行動？根據過去的觀察，孩子在面對一些特定情境時，因為本身社會技巧不足而受限。對這個孩子來說，他是否清楚知道自己的困境，願意刻意練習發展所需的策略來因應，老師和家長應該針對他在理解自己的需求之下，一起擬定協助改善的練習方案。如果孩子不理解自己的狀態，無意識的行動，陪伴他的大人在關係穩定的情況下，應該適度地將自己對他的觀察和對問題的看法分享給他，提供他一種參照，這也是協助孩子自我認識的方法。

重要的是，絕對不要只依賴藥物，認為服藥之後孩子的問題就不會再出現！藥物治標不治本，孩子本身的特質不會因為用藥而消除，選擇讓孩子服藥的家長，一定要利用在藥效發揮作用的時期好好訓練他。

他們的故事

過動藝術家人華的生命故事

人華高中讀普通高中，大學就讀師大美術系。她雖然是高二才開始補習術科，但從小對於繪畫素描就有一定的能力，小時候沒有經過刻意的訓練，在考高中前短期待在畫室就應屆考上師大美術系，除了自創角色人物，也經常用創作表達自己對於許多議題的想法與記錄自己的生活。

就人華記憶，她小時候一天到晚被罵、被糾正，幼兒園就被老師提醒要帶去兒童心智科評估，主要因為在學校坐不住，不容易被要求。她很早就確診ADHD，一入小學不久就開始用藥，長期服用利他能，一直到大學時期。

她認為藥物對專注力有明顯幫助，但是也會有相當的副作用，除了常見的胃口變差之外，對於人的互動變得比較執著，控制慾特別強，比較沒辦法自然的和同學相處。人華認為藥物強化了自己的目標導向，覺得當時人緣差很大部分是因為過動特質加上藥物的影響，吃藥會讓她在人際互動上太專心（鑽牛角尖）。她說：「假如有人不喜歡我，但是值得我分心的事物還多著呢，根本不會把專注力放在那些不喜歡我的人身上，但是利他能讓我專注，也使得我在與他人互動顯得執著。」人華說自己從小到大的人際關係不佳，尤其在義務教育階段，主因是自己表達比較直接，不擅長拐彎抹角，而同學覺得她控制慾太強，跟她相處非常有壓力。

在藥效退散之後，人華又會出現非常明顯的低落。她表示雖然自己從小學低年級就開始服藥，但從沒有跟醫師討論用藥的副作用和可能的因應機制，她也知道甚至有些人會透過再增加其他用藥去輔助調節自己的狀態。特別的是，人華並沒有回饋用藥後的變化給醫生，就這樣一路穩定用藥十年。

人華認為用藥對自己的專注力明顯有幫助，尤其在面對學科考試時。在藝術創作上，人華也具備一定程度的自我調節機制，但在需要創意發想的階段，她就會刻意不用藥，任憑自己的創造力隨意發想。但是等到確立相關可能的構想後，她在執行階段就需要靠藥物幫助自己在執行上更有效率。

在工作表現上，人華自覺適合企劃、設計、發想類型的工作，就是那些需要創意思考的工作，但是沒辦法確實落實相關規畫，這一直以來都是她自覺的弱點。其實這在許多單純倚靠藥物的ADHD的人身上很常見，缺乏執行功能訓練或是所謂認知行為的訓練和輔導，只單純透過用藥穩定自己的專注力，本質能力的提升方面不足，當然在生活中還是容易遇到瓶頸。過去，我們常提到，用藥是治標不治本的作法，而更積極的說法是要利用藥效期間進行相關訓練，才能幫助ADHD長期來說更穩定的發展。

大學時期，人華因為學的都是自己擅長的，沒有遇到什麼困難。比較大的挑戰是早上八點的課要準時，常常忘記作業的截止日期，還曾經忘記去考期末考。她覺得在師大美術系學習壓力很大，因為必須跟那些從小念美術班的天才們競爭。

投入職場工作後，人華卻發現困難重重，在工作場域狀況很多，像是在藝術教育上，家長會質疑孩子來上課卻沒有學習或進步，最後老闆會順應家長提出的問題就開除她，當然也遇過教室空間配置不適合自己以至於工作時常常忘東忘西的場景。或是講話太過直接，讓他人誤會自己很不客氣，目前人華除了藝術教育的工作外，平時也會手繪、電繪一些素材，或是接一些設計案。

關於界線感差，人華也有相似的體會，這部分的確造成她成長過程的問題，像是會把剛認識不久的朋友當作摯友，造成他人的壓力。情感方面，她過去也比較容易陷入愛河，她認為現在的情人是自己理想的交往對象，她用智性戀來形容彼此的關係。簡單來說，人華是被男友的聰明才智吸引，當然她也提到男友擅長烹飪，自己常會使喚他幫自己準備點心。對於感情，人華有自己一套獨特見解，但她認為除了找到吸引自己的人以外，這樣的人也要能完全接納與包容自己過動的特質。

直到近六年，人華開始對於自己的特質更有意識，小時候一直不願意正視自己是過動，覺得過動很丟臉。後來臺大醫院的楊立光醫師告訴她，除了吃藥以外，還應該自己閱讀與ADHD有關的資訊並刻意練習，才能真正改善過動的問題。這些努力讓人華更有意識的認識注意力缺陷過動症，也理解了為什麼長大過程中自己會有這麼多的問題，開啟她的自我認識之旅程。在開始覺察與認識自己之後，人華更了解自己適合用什麼樣的方式與他人互動，甚至對於發展親密關係也悟出一套自己的道理。

在對談中，人華特別提到自己變化轉折與突破是在大學階段修習教育與心理等相關專業。她認為這些專業能幫助自己調節，自己的改變與這些學習有直接關係。她認為這些課程能幫助注意力缺陷過動症，但她也特別提到，小時候去上一些情緒調節和社會技巧課程，感覺幫助並沒有那麼明顯，她覺得其中一個原因是，授課講師本身並沒有注意力缺陷過動症，似乎比較難同理這類人的問題，當講師只是所謂的「一般人」時，也讓課程和訓練上的幫助受限，或許人華這樣的發現也正好呼應本書中特別談到的ADHD需要合適的生命教練的原因。

6

如何協助注意力缺陷過動症特質的人

一個人專注與否，對其學習與工作都有直接的影響，這是爸媽、老師在發現孩子有注意力缺陷的問題時會特別擔心的原因。其實，注意力缺陷過動特質的人並不是不能專注，而是他們專注的表現和所謂的一般人不同，要能有效地掌握注意力，讓自己有品質的專注就需要發展因應策略，本章彙整能幫助ADHD更專心的方法。

協助注意力缺陷過動症特質孩子有效學習的策略

我常和家長或老師們分享，如果孩子沒有體會過專注的感覺，他怎麼知道自己正在不專心呢？這句話的意思就是，在引導孩子專注的過程，不要讓孩子養成習慣只依賴旁邊他人的提醒，要讓他們有機會專注與投入，體驗專心帶來的美好感受，才有機會提升孩子專注的動力。

每一個人的專注時間都非常有限，專注力的訓練並不是要將專注的時間拉長，重要的是**幫助孩子建立專注的內在動機以及練習覺察自己注意力的變化**，當孩子有專注的動力，專注就會變得比較簡單。一旦有覺察不專注的能力，就有機會在學習時有效的調節自己的注意力，讓自己在學習時有品質專注的時間提升。

對於注意力缺陷過動症的孩子來說，發展專注力的策略是有必要的，大人的引導和環境的塑造也有助於孩子能更有效的學習，以下分享十個幫助注意力缺陷過動症特質孩子有效學習的策略。

①利用計時器進行學習活動的轉換

最常見的方法就是運用計時器切分自己的時間，常見的計時器有數字形的計時器、倒數計時器、視覺化的計時器、沙漏和番茄鐘形式的計時器……等。運用計時器的目的是讓孩子練習感受時間，**對時間越有意識，掌握度越高，越有機會有效的運用**

時間，即便注意力不足，有好的時間管理也能幫助自己提升學習效能。

② 為有組織的休息時間預先規畫活動

有品質的休息是為了幫助自己在下一個階段更有效能的工作，但許多注意力缺陷過動特質的孩子在不同階段的轉換上不是那麼順暢，舉例來說，在學校的上課與下課時間，許多孩子在下課時間沒有好好下課或是休息，以至於影響自己下一堂課的學習參與。而學校還算是比較結構化的環境，放假在家的時間可能就更辛苦了，**不知道善用休息、停頓與轉換也容易讓注意力缺陷過動特質的孩子缺乏學習效能**。

我常提醒大人，要有意識地引導和訓練孩子提前規畫與善用自己的休息時間，評估自己有多少休息時間，這段休息時間可以做些什麼，要記得，並不是所有的孩子都知道該怎麼休息和善用這段時間。

③ 平衡高刺激性活動與低刺激性活動

對環境保有新鮮感對注意力缺陷過動症特質的孩子來說非常重要，**新鮮感是注意**

力的保鮮劑，學習活動的安排如果都一成不變，孩子很容易就會失去專注力，老師在教學活動的設計上可以平衡高刺激性和低刺激性活動的安排，所謂高刺激性指的是競賽、積分、小組討論……等。低刺激性活動是指閱讀、書寫、聽講。教師有效的穿插學習活動的安排，能幫助孩子持續保持專注。當然，孩子平時安排複習的時候，也要想辦法讓自己持續保有對學習的新鮮感。像是我在高中時期，為了要一整天讀書，會嚴格執行每隔一個小時就換讀不同的學科，因為我發現，只要讀一個學科超過一小時，我的學習就會變得很沒效率，很多時候甚至讀不進去，發呆的頻率變得很高。

④給予選擇而非強制規定

許多注意力缺陷過動特質的孩子非常不喜歡被勉強，如果老師過度權威，通常很容易引起反效果，在學習活動上，可以**給予孩子一定程度的彈性與選擇**，這樣可以幫助孩子降低心理的抗拒，更容易投入學習。其實這樣的策略，也適用於孩子內在心理歷程的調適，當自己狀態比較低迷時，可以試著給自己幾個選擇，而不是讓自己感覺現在非做這件事情不可，那麼開始行動的機會就會大大提高。換句話說，眼前這件事不想做的，可以轉換其他目標，總比因為心理抗拒，什麼事都沒辦法做來得好。

⑤對非典型工作環境抱持開放態度

在研究與個案工作的經驗中都發現，有注意力缺陷過動症特質的人喜好在非典型的工作環境中工作，所謂非典型的概念就是有別於傳統一般人對工作環境的認知。舉例來說，我在學生時期就發現，我在嘈雜的環境比安靜的環境專注，我在讀書的時候通常會需要聽歌、聽廣播。對於一般人來說，這樣的安排是難以理解的，有聲音不是就比較容易有干擾，比較容易分心嗎？其實一點也不，對抗那個聲音幫助我們專心，也幫助我們更能體會專注的狀態。因為一開始雖然聽得到聲音，但只要真的啟動專注後，聲音就變成背景音樂，也就聽不到了，明明有在聽音樂，卻聽不到音樂，這就是所謂專注的狀態。工作後，我習慣寫作的場域也不是一般人認知的典型工作環境，過往六年完成的六本著作，當中有百分之七十的內容都是在我的車上完成的，在車上容易幫助我啟動專注力，能更有效能的工作。

當然，這些不僅僅是我個人的經驗，在我訪談的對象與個案當中，有許多人不約而同提到同樣的需求和生活經驗，而我們最大的困擾就是旁邊的人不相信我們這樣比較容易專心！有不少注意力缺陷過動特質的孩子因為這樣而發出吶喊！

不過，需要補充說明的是，對我來說，並不是什麼音樂都適合，那種節奏很重的音樂，像是重金屬、饒舌歌曲是不適合的，比較合適的選擇是輕音樂、抒情樂。而我自己的秘訣是，同一個時期只聽同一首歌曲，高中時期一個月只聽一首歌，因為每次段考間隔大約就是一個月。換句話說，當我開始讀書時，選定的這首歌曲就會開始循環播放，直到我讀完書休息為止。

⑥使用多個小休息而非較長的休息時間

對注意力缺陷過動特質的人來說，**並不適合一次休息時間太長**，當然也不見得一定要堅持學習或是工作很長一段時間。少量多餐、有意識地切斷手中的工作是必要的，因為短休息能幫助自己下一個階段更有品質的投入，休息時間一次太長容易讓人的精神渙散，因為就算是休息，一樣也需要耗費注意力。

⑦使用可見的工作清單與提醒列表

運用工作清單和提醒列表是幫助自己盤點目前手中的工作，同時也是在幫助自己設定目標。有了目標後，學習與工作會變得比較有方向感，也比較知道自己哪些事情已經完成，以及還有哪些事情需要完成。我自己在每一個年度開始、每一季開始、甚至每一個月、每一週、每一天的開始都會運用工作清單來幫助自己確認手中的待辦事項。學生時期當然就是運用這個策略幫助自己能檢核複習進度和作業的完成狀況，如果還沒有這個習慣的，可以趕緊試試看喔！

⑧從大局開始，然後再細分

注意力缺陷過動特質的人比較容易失去耐心，如果對方一開始就讓他覺得囉唆，那麼耳朵一定很快就關閉了，關閉之後就很難再接收外界的資訊。

我常在演講中提醒老師們，在教學過程中，每一個段落請先講重點，再慢慢地展開細節，如果一開始就讓孩子覺得你很囉唆，這個概念很複雜、很麻煩，那麼很有可能就會阻礙他繼續接收接下來的資訊了。

在和這類特質的人溝通時也一樣。如果要和孩子談一件比較複雜的事，我就會刻意將這件事切成好幾個不同的段落，心裡會預期一次不要和孩子溝通太多概念，不要讓孩子覺得厭倦，不然對彼此來說都是浪費時間。一次只講一點點，但孩子可以接收，總比一次講一大堆，但孩子早就不願意聽來得有幫助。

⑨設置限制和邊界

許多注意力缺陷過動特質的孩子缺乏界線感，在生活中傾向尋求突破與變革，講得比較直接，就是不乖與不順從，而這樣的特質容易讓他們陷入危險，也容易引起身邊的人不滿。**學習幫自己設定界線是注意力缺陷過動症特質的人重要的功課**。在學習上，要了解老師課堂的規則和學習的要求，如果沒辦法要求自己配合，那麼就要有沒辦法拿到學分的準備。

在與人互動上，除了國家社會運作的法治規範外，也要特別注意人與人相處的潛規則，不然就算自己得罪了人，很有可能都不知道呢，就像我的學生被老師五十九分當掉，我想這應該不會是巧合吧。人與人相處的規則其實不容易掌握，如果做不到被別人喜歡，那麼先想辦法不要被別人討厭。關於這門功課，可以參考我之前的著作《不讓你孤獨》。

⑩ 運用協商而不爭論

有些注意力缺陷過動特質的孩子伴隨著對立反抗的問題，簡單說就是愛唱反調，和這樣特質的孩子相處**需要建立好信任的關係**。缺乏互信，孩子就容易和你對抗，長期處在對抗中，不僅沒辦法好好學習，情緒也容易受到影響。建議和這樣的孩子相處要先試著理解他的特質、需求、感受以及想法，試著用對等尊重的方式尋求和孩子合作，過度的權威通常只會帶來反效果。

注意力缺陷過動特質的孩子需要非典型的工作環境

有些孩子因為本身特質的關係，對於外界刺激敏感，情緒起伏明顯，甚至會有些衝動行為。這樣特質的孩子需要刻意練習情緒的覺察與調節，需要不斷的練習。

孩子和我分享：我好討厭上一個學校！要坐在座位很長的時間，我真的受不了！

無論是在研究或是個案經驗上都發現，ADHD需要非典型的學習環境，對於我們這類人來說，不一定要坐在書桌前才能專注，更準確的說，不在座位上可能讓我們更容易進入專注的狀態。

我常和孩子分享如何尋找幫助自己專心的策略，**覺知覺察是基礎，當我們意識到自己的不專注，才有機會重新啟動專注力。**每個人專注的策略都不盡相同，但**最重要的是成就動機**：我想要做好，我應該要完成，即便我需要花的時間比其他人來得多，但我想要！

什麼是和專注有關的覺察？我們可以和孩子分享對他的觀察，引導他思考下面幾個問題：

1. 我在教室的那個位置最容易專心？
2. 我做什麼事情最難專心？
3. 我有什麼屬於自己專心的秘訣？
4. 怎樣工作最專心？

原來我們是這樣的

5.我今天好像很難專心，為什麼？我有發現什麼嗎？

我們每個人都會斷線！

小時候常有大人說：「你是把我的話當耳邊風嗎？」

關於認真聽別人說話這件事的覺察，特別想記錄一下，其實耳邊風對於注意力缺陷過動症來說，也是有層次之分的，真的不一定是左耳進右耳出喔！

第一種、完全不想聽……然後就斷訊……

第二種、有聽見聲音……當下狀態不好……斷訊……

第三種、有接收到訊息……主觀認定不重要……斷訊……

第四種、有接收到訊息……同時在想別的事……斷訊……

第五種、有接收到訊息……覺得太複雜麻煩……斷訊……

第六種、有接受到訊息……覺得沒有急迫性……斷訊……

簡單來說，就是有太多斷訊的可能。當下自己的狀態或是訊息的動機（誘因），都影響著訊息被接收的可能性。

最有意思的是第四種狀態，很多時候，大腦會同時處理兩種以上的訊息，你有沒有邊聽別人說話（訊息是有接收的），但同時也在一邊思考其他事情的狀況呢？如果聽著聽著感受到這是重點，我們的注意力就會自然調節，以便於掌握那些主觀認定重要的事！

在對話過程中，常會讓當事人覺得自己在思考（但其實是分心），而腦袋需要同時提取幾秒前收到的訊息（並且放下原來腦中的思緒），同步持續接收現在我們覺得重要的事。

舉例來說，腦中正在規畫一個專案，旁邊的人興高采烈的討論春節假期要去哪裡玩。我們通常會邊構思專案，邊聽旁邊的人討論春節旅遊計畫，我們的注意力會不斷切換，聽到自己有興趣的討論時，就會選擇把腦中正在構思的專案先放在一邊。但是如果聽到一半覺得無聊了，注意力一樣會切回構思中的專案。

這樣的覺察挺有趣的，尤其是在當下清楚覺知到自己根本沒在聽的時刻。

善用正向行為支持策略協助孩子改善情緒行為問題

過去在許多演講場合，我都會跟爸媽和師長分享一個觀念，就是**不要簡單的把孩子所有的行為都歸因於注意力缺陷過動症**，教育、輔導工作要從認識人、理解人開始，許多問題的成因是複雜的，不應該被簡單歸因，面對孩子的情緒行為也一樣。

我最常引用心理學家馬斯洛的需求理論來引導大人思考孩子的行為。簡單來說，一個孩子的情緒行為很有可能是因為他的需求沒有被滿足，他可能沒有足夠的安全感、歸屬感，沒有好的人際連結，讓他在環境中經常處於緊張的狀態，若再加上注意力缺陷過動特質的影響，生活中就容易出現失序的行為。

通常特教輔導領域會用ＡＢＣ來呈現行為的完整樣態，所謂Ａ就是前事，簡單來說就是影響個體行為產生的因素，前面提到的當某些核心需求不被滿足，就有可能在刺激下出現問題行為。至於Ｂ就是行為本身，Ｃ則是行為後的結果。完整的行為樣態應包含ABC三個部分。

至於正向行為支持的介入策略就是藉由控制A和改變B來達成行為改變的效果。所謂的控制A，指的是調節環境的刺激、影響激發行為的因素，進而達到預防行為發生的目的，要能有效的控制A，就要有耐心、細心的觀察孩子的狀態。而改變B的做法，是透過替代性行為，希望孩子在行動前有更多選擇，只告訴孩子不要這樣做是不夠的，告訴孩子還可以怎麼做是有必要的。只有壓迫、控制，僅會讓孩子內在變得扭曲，不適當的行為只會換一種方式顯現而已。

只要有機會，我就會分享我透過正向行為支持改變我家曲奇的故事。曲奇是一隻哈士奇，哈士奇跟他的主人一樣有注意力缺陷過動特質，曲奇小的時候皮膚不好，所以只要是下雨天，我就不會帶他出門。只要沒出門，我放在客廳的東西就遭殃了，我的書會被咬壞、筆會被咬斷、我的傢俱也很容易被破壞。

身為特教老師，當然要運用自己的專業透過正向行為支持改善曲奇的情緒行為。首先，已經知道曲奇是因為下雨天沒出門不爽而拆家，在預防性工作上，我就要找到台北地區有遮蔽又能遛狗的環境，即使下雨也要帶他出門走走，消耗他的精力。至於替代行為，我的做法是去寵物店買狗可以咬的玩具放在客廳，效果很好，曲奇還真的會去咬玩具來跟我玩！當我採取介入預防與替代性策略後，我客廳的東西就再也不會在下雨天壞掉了。

很多人聽我說這個故事會誤會，我把過動兒比喻成狗，其實並不是的。特別拿我的狗舉例，是因為想要提醒大家，正向行為支持其實也是行為學派的延伸應用，這個策略的前身是應用行為分析、行為改變技術，而行為學派早期的研究都是從動物開始，老鼠、貓咪、小狗都是研究主要的參與者，正向行為支持對於人類行為有更高度的控制，能預防與減緩情緒行為問題的發生。

幫助自己面對ADHD不失控的心法：把每一次問題都當作獨立事件

常常會聽到大人說：「我已經講過多少次？為什麼你還這樣做？」

對於注意力缺陷、過動、衝動特質的孩子來說，其實講多少次並不是重點。因為在孩子的自控力養成之前，面對環境中的刺激，他們很有可能仍然控制不住那股衝動。而注意力缺陷也可能讓他們在接收與理解規則時產生偏誤，要不是有聽沒有到，要不就是用自己的邏輯詮釋與行動。當然，也有可能出現忽然斷線短路的衝動。

雖然上述說明看起來像是在幫注意力缺陷過動特質找理由、找藉口，但在實務經驗中的確如此。

就像先前提到的，當一個孩子因為注意力不集中犯錯，旁邊的大人真的不用糾結為什麼他注意力會不集中，因為這就像問視障的孩子怎麼看不清楚一樣。

當然，這不代表這些行為都無所謂，或是不需要承擔後果。不同環境會有不同的規則，犯錯不僅需要承擔自然的後果，也會需要承擔邏輯的後果。

這些後果能不能讓注意力缺陷過動孩子學到教訓，我相信是可以的。當然，教育場域的規則應考量孩子的特質和需求，以及教育工作者冀望這些規範達到的目的。

制定好的規定就需要被確實執行，但是每一次的事件都應該被仔細檢視，事情為什麼發生？相關的當事人是誰？這個行為產生什麼自然後果？

每一次事件都應該被當作獨立事件，即便他之前可能犯過一樣的錯。如果大人能將孩子每一次犯錯都當作獨立事件來看，就不容易因為自己情緒的積累而影響判斷。

孩子的行為通常是有功能性的，輔導工作應回歸事件本質思考，找到行為的功能，進行預防性的介入和替代行為的教導。不過，面對注意力缺陷過動的孩子，這絕對不是一次兩次就能完全改變的。很多大人在介入的過程中沒有足夠的耐心，要不是選擇下重手，要不然就是（心裡）放棄。我想，無論前者，還是後者，對問題的本質都沒有幫助。

當身邊的大人做了該做的事情，需要的就是穩定的堅持。時不時協助孩子上緊發條，讓他清楚知道環境中的界線在哪裡，然後陪他們一起面對所有可能的後果。面對注意力缺陷過動孩子的輔導，要將每一次犯錯都當作獨立事件，大人比較能夠穩定的堅持。

善用引導替代指責，幫助孩子啟動專注力

和一年級的英文老師討論時，他主動提出孩子不專注的問題，要跟孩子說話時，總覺得他不專心，甚至有些不耐煩。

我問這位老師：「你怎麼會知道孩子不專心呢？」

老師說：「因為他常常東張西望，眼睛沒有直視我，有時候也無法完成下達的指令。」

我繼續問老師：「那你現在都怎麼做？」

老師回答：「我會要求他，當我講話的時候，眼睛要看著我！但是感覺效果也不是很好，他似乎有些抗拒。」

我和老師說：「我覺得你的期待是合理的，希望孩子專注，希望孩子能在你說話時注視著你，不過你才剛接這個班級一週的時間，跟班上孩子應該還蠻需要時間建立關係，這個期待不應該成為你和孩子互動和溝通的阻礙。」

我接著說：「如果是我遇到這個情況，我會試著更溫和的提醒孩子，我對彼此互動時的期待。如果孩子沒看著我，我也不會每一次都中斷談話或是給予指令。替代的方式是，我會在我下達指令後請孩子重述，確認他是否有接收到這些資訊。」

看著你不代表就有在聽，有注意力缺陷過動特質的人一定會有這樣的體會。只有想聽的時候才會聽到，這裡談的是動機問題。形式上的要求，或是主觀上認定沒意義的事，他們就容易擺爛和反抗。

關係的建立還是重要的，當他能體會老師是跟他站在一起時，心才會打開，心開了，耳朵才會開，腦袋才會開始運轉。

一開始就站在對立面，指責會把雙方的距離拉得更遠，聲音指令也就更聽不清楚了。重複的嘮叨只會造成惡性循環，搞得雙方每天見面都有情緒，讓一個簡單的問題變得複雜。

請想想：為什麼孩子會願意聽我們說話？我們會希望聽什麼樣的人說話？

適時給予大腦喘息也是必要的

一位就讀私校的注意力缺陷過動特質的孩子近期學習狀況不是很穩定，學校老師主動跟家長聯繫，提醒爸爸媽媽要多關心孩子的學習狀況。

雖然平時和他互動頻率不高，但只要見面，他仍然非常願意揭露自己，分享他正在經歷的困難。

這個孩子是這樣說的：「仔細算一算，一週裡面，真的能空下來休息的時間真是不多，一週差不多只有不到一天。」

我問他：「現在除了讀書之外，生活中還會去做什麼自己喜歡的事嗎？」

孩子說：「沒有啦！想做也都沒有時間啊！之前放假還會去爬爬山，抓抓蟲什麼的，現在就沒有時間做這些事了，一點時間也沒有……」

他又說：「現在生活中幾乎全部時間都被讀書、補習、考試佔滿了！你知道我就連週六都要補七個多小時嗎？現在常常早上起來就會大嘆一口氣，因為又要應付忙碌的一天！晚上睡覺也有一些影響，睡得不是太好……」

我說：「讀書考試的生活通常都是這樣子的，我以前在學校也經歷過。我覺得你還是要安排一些休閒活動幫助自己調節身心狀態，不然，我會擔心你沒辦法穩定學習。」

孩子回答：「是啊！我現在人生的唯一樂趣就是考好一張考卷，真的是好可悲啊！」

我說：「聽起來你已經喪失對學習的樂趣啦！我們要想辦法調整自己面對學習的

態度。建議不要把時間塞滿，這麼長時間輸入，沒有時間咀嚼消化，是很難吸收的。我會建議爸媽協助你調整時間安排，你要開始空出時間運動，一次至少要持續三十分鐘。」

我接著說：「打電動，我覺得可以算是紓壓，但除了玩遊戲之外，還需要找到其他讓自己休息跟調節心情的活動。」

升學型的學校勢必會需要耗費更多心力投入學習，但有時候過度安排會有反效果，任何事情過量都有可能產生負面效果，學習也一樣。聽到孩子不知道自己為何而戰，即便考好了也替自己感到悲哀，真是辛苦啊！

換個角度看待自己：練習重新認識自己的缺點

有研究指出，有注意力缺陷過動症的人到十二歲時會比沒有注意力缺陷過動症的人接收到多二萬條負面訊息。我們比較容易自卑，要練習多鼓勵自己，開啟成就感的正向循環。

不要過度苛責自己，放鬆無所事事（分心）是我們平常的自然狀態，要把事情做好，就要比別人更努力，但要注意，會不會不小心就太努力了，反而讓自己變成焦慮甚至強迫。我們很容易厭倦，不能接受無聊，沒有新鮮感就做不下去，要讓自己有能力在學習、工作和生活中為自己創造新鮮感。

所有研究都顯示，環境對我們有重要的影響。不同的家庭和社會教育會讓人產生不同的應對機制，家庭沒辦法選擇，許多有注意力缺陷過動特質的父母也有一樣的特質，在教養上因為本身特質也較容易失去耐心或情緒激動，若沒有刻意學習或是練習，很容易在教養上帶給孩子創傷經驗。

父母沒辦法選擇，但是學校可以，職場可以。在學齡階段，爸媽可以幫忙尋找適合的學習環境，進入社會後，試著找到尊重自己特質的工作夥伴和環境，那會讓自己的生活變得很不一樣。

陪伴孩子面對衝突與覺察自我

中午接到大孩子的訊息，雖然簡短且零散，但能感覺到他需要一些支持，我簡單回覆，告訴他傍晚時可以通話。

原來是他在學校跟科任老師有衝突，爭執的起因是他覺得老師誤解他，等同學協助澄清誤會後，老師卻開始針對他剛剛說話的態度。

這樣的狀態讓大孩子火了，他覺得是老師誤會在先，卻用教師的權威來壓迫他，於是他就跟老師槓上了。

最後老師落下一句話說：「我跟你已經沒有什麼好談的了！」

大孩子也不甘示弱的回應：「隨便你要去找誰，找教官、找我爸媽都可以！」

我和大孩子探討當下老師的感受：在一堆同學面前被打臉，他的面子一定掛不住，可能老師當時也有情緒了，也沒有台階可下。

大孩子表示，事後班導師有建議他還是要找機會跟科任老師表示一下。

大孩子心裡妥協了，他覺得自己願意針對態度跟老師道歉，但是被誤會的事情，他仍然堅持是科任老師的問題。至於自己妥協的原因，他說彼此還要相處一年多，自己還有十幾個學分掌握在這個老師手上。

我的回應是：「這是挺務實的想法，顧全大局。不過，還是可以試著在跟老師單獨談的時候，讓老師知道自己被誤解時的委屈，我相信老師是能理解的。」

後來大孩子又說了前段時間的另一件事，是發生在他和其他同學之間。

大孩子說那天是他得到流感的第一天，身體很不舒服，在團體活動時有同學用言語刺激他，當下他情緒沒有控制好，對那個刺激他的同學大吼。這個舉動嚇到班上其他同學，而這次跟科任老師的衝突也是，有同學表示對他情緒快速變化感到害怕，班導師希望他跟同學說一說自己的狀況……

我到這個時候才終於聽懂，他的困擾是要跟班上同學說一說自己的狀況，這還真不是一個簡單的題目。

我鼓勵大孩子說：「其實你對於自己情緒覺察的掌握是清楚的，什麼樣的原因讓你感覺不舒服，你非常明白。同學會感到害怕，是因為他們並不知道你是因為什麼原因不高興，我覺得你可以跟同學坦白，讓他們知道事情的來龍去脈，讓他們知道你不高興的原因，並不用特別描述自己的特質，因為不懂的人只會越聽越模糊。」

我接著說：「如果自己的情緒太強烈而嚇到同學，是可以向同學們表達歉意，讓大家理解你情緒的來源，知道你並不是一個會莫名其妙亂發脾氣的人。」

大孩子聽完後跟我說：「好的，知道了！」

經過大孩子同意分享這段談話紀錄，應該對有相似困擾的夥伴有些幫助。

他們的故事

滿懷創作能量的藝術家郭彥甫

從小就熱愛繪畫，四、五歲開始就對畫畫樂此不疲，最支持郭彥甫畫畫的是他的姑姑，但是因為某些原因，他沒有選擇在學生時期投入正規美術科班訓練，運動細胞不錯的他，仍在田徑賽場上嶄露頭角。

今年四十四歲的郭彥甫對於小學階段的學習印象已經模糊，他在國中開始加入各項校隊，最後入選田徑隊，運動訓練幫助他養成規律的生活，也讓青春期旺盛的精力得以發洩。高三那年拚出好成績，取得保送資格，後來進入臺北市立體育學院（現已改制為臺北市立大學體育學院）。

他會選擇與投入體育訓練的原因很簡單，一方面是體諒家庭條件，選擇體育相較於選擇藝術的花費少很多。另一方面是知道自己很難接受傳統填鴨式教育升學，一定要為自己的未來謀出路，參與校隊體育訓練成為當時的最佳解方。

回顧自己的求學歷程，郭彥甫言談中有不少質疑和批判，覺得自己就是受不了填鴨式的教育。他覺得每個人都應該有自己的樣子，活的像自己一樣，生命不應該被規格化。他對於求學時期曾經遇見那些習慣以權威壓迫學生的師長非常不以為然，覺得教育本質不應該如此，在訪談中能很明顯感受到，他對於「教育」和「學習」這兩個詞彙特別敏感。

學生時期他對傳統學科學習大多採取應付過關的方式，郭彥甫認為要勉強自己接受那些不認同的事非常困難！他提到：「短暫的背書考試我也可以，但是不到兩天就完全忘了，然後拿高分，感覺是用騙的。」幸運的是，郭彥甫在成長的風暴期投身體育訓練，讓他可以消耗精力，養成良好的生活作息，也能在運動場上獲得成就感與自信心。

對郭彥甫而言，經驗、觀察和感受極為重要，並不止於被教導了什麼，或是從中學到什麼，而是應該回歸實際體驗中個人的所思與所感，那才是最珍貴的，藝術創作也是一樣的。他認為，藝術不應該是照本宣科或是技法的堆疊，而是源於自己的生命經驗與感受，藝術家不會沒有個人的感受與覺知，那是生命的觸覺。就像畢卡索說：「我從不尋找，我只是發現。」畢卡索也曾對他五歲開始學畫的女兒說：「妳是創作者，妳覺得好，就是好；妳若覺得不好，那就不好。妳，對自己創作的觀點，才是最重要的。」

郭彥甫也分享，他出國拍廣告後，對於當地歷史文化如數家珍，對比上課聽講的枯燥乏味，以及無法習得自己無感的東西。

學生時代的郭彥甫在運動場上找到自己的價值，但他也深知自己與哥哥彥均的差異，哥哥總是能和不同的人混熟，每一班都有哥哥的朋友，對他來說，一個時期的朋友大概就是兩、三個，很多人大多要相處兩、三年才有機會變得比較親近。

大學畢業後，他很快在演藝圈發跡。他認為演藝圈給予他最重要的兩項資產，一個是讓他有機會鍛鍊自己的表達能力，另一個是幫助他在短時間內接受大量多元的刺激，因為工作的關係，讓他有機會走訪世界各地，加上人脈的積累與知名度，讓他剛決定專注於藝術創作就得到一定程度的關注！

當然，郭彥甫認為最終還是實力最重要，而這些能力是他從小一步一步奠基踏實的。對他而言，他並沒有轉換跑道，他認為自己一直以來都朝著藝術家之路前進。對他而言，藝術創作是透過理性邏輯的方式呈現出抽象感受的行動。他的創作靈感源自於生命真實經驗，無論是運動員或是行李箱都是他過往生命的片刻。

其實我對郭彥甫好奇的主因，是從過往的報導中知道他從小就投入運動鍛鍊，進入演藝圈後，在相對巔峰的時期放下演藝工作，專注投入藝術創作，卻很快速的讓自己的藝術表現獲得世界認可。這樣跳躍的生命經驗讓我不得不懷疑他是否有注意力缺陷過動的特質。

在訪談中，郭彥甫特別提到他從小不善於閱讀，到現在還不太能閱讀小說，閱讀時常有跳行跳字的問題，比較擅長透過聽的方式學習，因為他覺得聲音相對文字來得有溫度，也更能激發他的感受。

訪談中可以明顯感受到郭彥甫是一個善用思考分析的人，他對很多事情都能提出自己獨特的見解，不過也很明顯能感受到他在分享時，思緒也是跳躍的，可能一件事還沒講完就已經跳到下一個話題，但說著說著又會跳回前一個話題繼續補充論述。演藝圈的刺激多元且很多時候考驗臨場反應，對於能同一時間接收處理多種資訊的頭腦再適合不過了。所謂的分心就是一次一段時間中不只專注在一件事情上。

在郭彥甫放下演藝圈工作前，他已經越來越懷疑自己的初心了，也越發無法勉強討好，其實這和他在學生時期無法勉強自己接受填鴨教育一樣，他就是無法勉強自己做不想做的事，雖然很多人都有類似的體驗，但這對過動兒而言似乎在生命中是更難妥協的。

對於藝術創作，郭彥甫很有自信的說：「我從小就感覺我可以！因為就算沒有人要求我，沒有人支持我，我還是樂此不疲，因為我不只投入，我就生在這裡面，我的想法一直在創作，只差在有沒有在工作室，這樣的投入怎麼還有可能會做不到呢？」要知道一個孩子的熱忱所在就看看他在沒有人要求甚至被限制的情況下，他會主動持續的做什麼，這件事就是這個孩子熱情所在，也是他的天賦。就像畢卡索曾說的：「我是個孩子時就畫得像拉斐爾一樣好，但我卻花了終生的時間去學習如何畫得像孩子一樣。」

運動幫助郭彥甫身心能維持平衡穩定，沒有接受正規的美術訓練但仍能堅持喜好，也讓很多美術生羨慕他的開闊思想；演藝圈的訓練幫助他有更好的表達能力，幫助他能在短時間內接受大量多元的刺激，沒有這些生命經驗，沒有這些真實的人生體會和感受，就沒有現在的藝術家郭彥甫。即便郭彥甫有注意力缺陷過動這樣的特質，也無礙於他的學習與適應，因為他已經發展出一套自己獨有的生存策略。他將這類人的單純、創造力和想像力發揮在自己日常生活中。就像他說的：「覺得一路走到這裡，一切都是最好的安排！」

這讓我反思，去除世俗價值觀的框架與枷鎖，這樣的特質將不再成為生命中的障礙，如何讓這樣特質的孩子活出自我？是身邊的每一個大人需要認真面對的問題：孩子到底是被己身的特質侷限，還是被大環境普世的價值觀所困呢？

7 幼兒的注意力缺陷過動症

如果注意力不足過動症的特質是先天的，那麼我們應該從孩子小時候就可以看出端倪才是，尤其是本身就有這樣特質的家長應該要更敏感才是。大腦的前額葉掌管注意力、情緒調節能力與自控力等功能。不過，幼兒大腦的神經網絡與前額葉尚未發育完全，專注力時間短也容易分心，通常專注力的平均時長，會隨著年齡增長而逐漸提高。

如何確認孩子是注意力缺陷過動症？

其實，要透過注意力表現確認六歲以下的幼兒是否有注意力缺陷過動症是困難的，有些孩子因為本身的發展性障礙也會影響注意力表現。舉例來說，如果孩子的認知發展較為落後遲緩，他在學習和解決問題時展現出的注意力通常也不會太好。換句話說，認知能力不佳，在處理資訊時容易卡頓，這樣的狀態也很容易被外界解讀成有注意力問題。對於學齡階段的孩子而言，到底學習表現不佳是單純注意力的問題，還是認知理解能力的影響，抑或是學習風格差異所致，需要更進一步的評估。

雖然我們不容易透過幼兒在注意力方面的表現確認其是否有注意力缺陷過動症。但可以從過動、衝動的行為表現來協助我們確認孩子是否具有這樣的特質。舉例來說，根據〈臺北市學齡前兒童發展檢核表〉（https://reurl.cc/Z9RrMQ）中的內容可見，在九個月及一歲的兒童發展檢核表中提到：通常無法安靜讓大人抱著坐在腿上，一直動來動去抱不住，手四處抓東西停不下來。在二歲、兩歲半、三歲及三歲半的兒童發展檢核表中提到：在檢核過程中非常不合作，出現下列任一行為：①不聽說明、不看示範；②眼睛不跟隨大人手指方向；③不肯指給大人看；④把大人的東西搶過去自己玩；⑤跑來跑去抓不住；⑥似乎聽不懂指令。在四歲、五歲及六歲的兒童發展檢核表中提到：因為下列任一行為問題而在團體中顯得突出，如①上課無法維持在座椅上，走來走去或離開教室；②常常和同學或老師發生爭執對立衝突而被孤立、排斥；③通常自己一個人玩，不會主動交朋友；④完成工作、參與活動跟不上同學，常常需要別人特別協助等。

以上這些對於不同年齡的幼兒發展檢核可以幫助家長及幼兒園教師平時在陪伴孩子時進行基礎評估，若是孩子有明顯徵兆，那麼就更需要進一步的觀察。至於幼兒能專心的時間到底有多長，有許多研究提出不同見解，舉例來說，有研究發現成人的專注力平均能維持的時間大約十多分鐘，而成人之所以能持續投入一項事務最主要的原因是分心時有所覺察，大腦能發現自己的不專注，而重新啟動自己的專注力。換句話說，成人之所以能維持長時間工作，並不是因為專注時間比較長，而是已經建立重新啟動專注的機制，再加上自己的成就動機。

臺北市學齡前兒童
發展檢核表下載網址

哪種程度的專注才是正常的？

那麼幼兒到底要能專心多久才算是「正常」呢？臺灣兒童青少年精神醫學會的

張學岑醫師指出，可將幼兒的年齡乘以2到5分鐘，若是專注時間落在這區間都屬正常。舉例來說，以五歲的孩子為例，合理的專心時間＝（5×2）～（5×5）＝10到25分鐘，專心時間的平均值約為17.5分鐘。以五歲孩子來看，若能持續專注達到二十五分鐘，就已經是他最好的表現了。

當然，影響一個孩子專注與否的因素相當多元，除非能維持注意力的時間非常短暫，不然專注時間的長短並不是最重要的指標，因為只要擁有成就動機，並且能意識到自己的不專注，那麼一樣可以維持一定品質的效能。

如何減輕幼兒的專注力問題？

希望幫助年幼的孩子在專注力表現上維持穩定，很重要的是要能提供幼兒一個規律穩定的生活環境，我們知道計畫、組織和執行能力是注意力缺陷過動症者較為弱勢的能力，若能從小就讓孩子養成規律穩定的作息，對他的睡眠習慣養成也會有所幫助，而充足的睡眠對專注力是非常重要的！

此外，也要讓孩子能保持運動，並養成運動的習慣，這也會對孩子的專注力發揮正向作用。研究已經發現，運動能幫助大腦分泌多巴胺、血清素和正腎上腺素，這些都是有助於情緒穩定與專心的物質。經常會聽到有家長提出想要幫助孩子提升專注力，於是幫孩子安排了許多靜態活動，殊不知，要靜其實要先能動！好好的動、有品質的動，反而讓孩子更有靜下心來的能力。

陪伴孩子專注，讓孩子體會什麼是專心。幼兒的世界是很單純的，一片樹葉，一堆石頭，甚至是天上的一片雲朵，當孩子靜下心來，身邊的大人一定會知道。家長可以引導孩子體驗專注的感受，唯有體會過專心，他們才有辦法知道什麼樣的狀態是不專心。

如何在生活情境中訓練幼兒的專注力？

家長可以試著透過生活中的情境讓孩子練習調節自己的注意力，除了利用樂高、積木、牌卡陪伴孩子玩有規則和指令的遊戲外，也可以嘗試陪伴孩子進行有步驟性質的活動，例如簡單的縫紉、家務活動和練習做簡單的甜品與餐點，也可以帶孩子到超商練習購物。這些活動的訓練主要是希望讓孩子不斷練習接受指令，並且記得（儲存）指令以及提取指令（行動），在不同的生活情境中要盡可能讓他們在保有新鮮感和成就動機的狀態下持續練習。

幼兒的發展極具可塑性，爸媽在陪伴孩子面對專注問題時一定要保持耐心，不要用不適當的管教手段來期待增進孩子的注意力，像是體罰或是給予不適當的獎勵，不然可能專注力都還沒養成，就又增加許多副作用和後遺症。

每個人都需要成功的經驗，過動兒更加需要！

登山課時，孩子邀請曲老師跟他們玩遊戲，這個遊戲是一個人雙手拿著一根草的兩端，另一個人要用手刀劈斷。

是的，你沒看錯！遊戲就是這樣玩的，因為曲老師玩得很投入，吸引了其他小孩圍觀，大家都搶著要玩這個遊戲。發起這個遊戲的孩子當然很風光，因為他掀起了一陣風潮。當然，曲老師是刻意捧場的，因為這會給孩子帶來一點成功的經驗。

圍觀的孩子們爭相搶著要玩，這時候就是訓練孩子和等待的好時機。如果大家能遵守規範，遊戲就能很有秩序的進行下去，但是事情怎麼可能那麼簡單。玩一玩一定就會有紛爭，或是有其他人跳出來想要當樓主，這些人就可能會出現衝突，這個團也可能就此散掉，這些都是正常可能的發展。

但如果我們刻意要讓孩子有成功互動的經驗，這個遊戲最好就停在這裡，有可能出現衝突時就介入化解，讓這個經驗中只留存著美好。每個人生命中會需要一些愉悅，需要和他人有友善的連結。

臺灣奧運的推手彭臺臨

前體育署副署長彭臺臨先生六十五歲屆齡退休，他的公務生涯由經建會的研究員、公費帶職進修取得博士學位、國科會新竹科學園區管理局、行政院勞委會、行政院青輔會到今日的行政院體委會工作……。他在退休後的八年中成立了兩家公司、兩間協會，一樣閒不下來。他的好朋友紀政女士形容他是嫉惡如仇、不輕易妥協，個性直言不諱，這是他的優點，但也成了缺點，加上脾氣急躁，因此常常得罪人而不自知，擔任公職三十多年從來不是長官眼中的乖寶寶。這樣的特質在他的自傳《運動是我對生命的承諾》一書中有許多細節描述。

彭臺臨直到五十多歲因為失眠到醫院檢查，才從醫師診斷及書本知識了解原來自己從小就是過動兒。無論是上課、寫作業甚至是玩耍，彭臺臨都無法持續專注，對於別人講的話更是常常有聽沒有到，無法按著大人的指示行動，常常逃避需要專心去做的任何一件事，外套、書本、文具、書包、月票……等，丟三落四，更是不可勝數。他才終於明白自己各種無法讓人理解的好動、跳躍性思考，都源自於自己是過動兒。

在一九五〇年代很少人知道什麼是注意力缺陷過動症，不過彭臺臨因為過動特質，讓他小學時期經常在課堂中離開座位，坐不住也很難安靜及專注學習。下課時間不是跑來跑去，就是爬上爬下，根本停不下來，話多又愛插嘴，常打斷別人說話，也影響他的人際關係。在全校性的活動時無法遵守規矩，加上不太會看臉色，被處罰是家常便飯，有幾次玩得太過火，甚至被吊起來打。

衝動特質使得彭臺臨經常與同儕發生衝突，生活中也常有意外，曾逗弄猴子遭狠咬一口，也曾騎著腳踏車直衝停放斜坡下的吉普車，弄得全身是傷。沒有任何一位鄰居的小孩，像他如此調皮搗蛋，父母、老師和長輩對如何管教他都傷透腦筋。

因為注意力缺陷過動的關係，彭臺臨從小在學業表現上一直都是後段班，在課堂上找不到樂趣。讀書對他而言，只是讓老師與同學嘲笑他的理由。學業成績差，操行表現也不好，老師自然對他不理不睬，他覺得在學校沒有人關心自己，也沒有人在乎自己，所以他小學四年級就開始逃學。當時他一頭栽進小說的世界，成為武俠小說迷，漫畫和小說成為他最主要的課本，填滿了他在學校課堂外的日子。這樣另類的閱讀習慣卻幫助他提升了國文程度，也訓練了他的邏輯思考能力，並自此奠定了他自學的基礎。

狂飆的青春期，彭臺臨有空就練習棍棒、玩刀、練武術，健身，滿腦子想到的只有如何打人與報仇。因為學校成績不好，逃課變成理所當然，翹課的請假單模仿家長簽名。成績滿江紅，既丟臉又會挨罵，所以除了考試想盡辦法作弊，還偷印假成績單；甚至還將假成績單批發給同學拿去轉賣賺零用錢。

初中畢業時，再次面臨聯考，彭臺臨很有自知之明地放棄高中聯考，直接報考私立高中獨招，後來也考上強恕、東方、中興、泰北、北市農工、基隆海事以及臺北高工印刷科的備取最後一名。他還記得，當時父親為了慶祝他有學校可讀，開了三桌酒席宴客。彭臺臨表示：雖然當時父親希望自己能讀高中，然後考個大學，認為讀大學才能改變人生，但他卻認為自己不是讀書的料，堅持選擇臺北高工印刷科（現今大安高工），認為學到一技之長，日後可以成為印刷廠老闆或企業家。

彭臺臨上了高工，成績、品行依舊不好。每天一樣打架、翹課，那時期幫派份子盛行隨身攜帶扁鑽防身，他回憶說幸好自知年輕氣盛且容易衝動，所以改帶刀鋒比較鈍的柴刀，因為柴刀會傷人但砍不死人。當時的他眼神總是帶著殺氣，常常與人互看不順眼就大打出手。因打群架被記兩支大過、兩支小過，遭留校察看。他認為當年的自己過著不正常的日子，思維方式也異於常人，想的盡是負面的人生，生活沒有目標，想上進卻又沒有方法。苦澀的背後只有在武俠小說、偵探小說、名人傳記中能尋求心靈的依靠。不過看小說能激發想像力，對他日後的成長有很大的影響。

父親是職業軍人，軍職上校。但他從不護短，經常在他與同學衝突過後，只有他被記過。雖然當時真的很怨恨這樣不公平的對待，但父親的公正無私，也默默種下了日後的因果，影響他形成剛正不阿的性格。但父母親也因管不住他而罹患憂鬱症。雖然彭臺臨從小到大總是在製造麻煩，但爸媽依然一直默默守護著他，沒有放棄他。

高二時參加學校拳擊隊，在對打練習時感受到進步，努力和成就感持續攀升，也逐漸長出自信，這樣成功的經驗安定了他浮躁的心及好勇鬥狠的性格。而在拳擊運動中養成設定目標的習慣，也重新塑造了他的人格和個性。彭臺臨認為沒有拳擊就沒有今天的自己，當年拳擊教練的指導，讓一個不良少年找到自信！

無法靜下心念書的彭臺臨，高職畢業後在印刷廠當學徒，手臂遭機器輾傷和父親罹癌的雙重打擊，讓他下定決心考取大學。他利用工作之餘自學，經過三年的努力終於考上臺灣師範大學，並一路向上取得碩士文憑，後來考取公費帶職到美國賓州大學攻讀博士學位。

彭臺臨認為具有超專注力的特質是自己的優勢。在回顧成長過程時他發現，只要投入做一件事，自己對周遭所發生的事就會渾然不知。還記得有一次他正在解數學題，母親叫他顧著火爐上的鍋子，結果直到出現焦味跟白煙，他都還沒發現。他也提到，從小他媽媽就常對他碎唸，自己把她的話當作耳邊風，其實不管是誰交代的事，他往往一回頭或一轉身就忘記了，真的不是故意的。

他的大腦思考是跳躍式的，無法專心於課堂，無法聆聽老師在台上講課，卻能跟老師條理分明的互動討論。研究所、博士班經常以討論方式上課，彭臺臨總能非常專心去聽別人說什麼，並立刻有所回應。他自覺凡是能引起他興趣的事就會非常專注，而不會變成左耳進右耳出。他也認為自己的優勢就是想像力，能無中生有，不畏懼困難。他說自己這一生都在為成功找方法，將不可能變成可能，更說讀書改變了他的一生，運動則改變了他的生活態度！

8 當注意力缺陷過動症成為父母

根據相關文獻發現的估計，約有1／3過動兒的家長自己也有過動症。當家長自己也有過動問題時，在教養子女上會更艱難。我們從過往的個案或是研究中都可以看到，注意力缺陷過動症孩子的父母親多半也會有一樣的特質，在家庭教育、教養方式上其實需要更加關注。受訪者小春（小春的故事請參見第九章女性注意力缺陷過動症〉）提到，懷孕時會擔心自己的小孩也是注意力缺陷過動症，擔心的原因是覺得孩子來到世界上可能會受苦，問題一大堆，孩子自己很困擾，而他身邊的人也會很困擾。但基於對擁有孩子的渴望，同時也認為雖然困難重重，自己不也就這樣長大了，她還是選擇生下來。

別因自己的情緒和特質傷害了孩子

簡單來說，一個過動家長，往往可能會在無意間因為自己的衝動特質帶給孩子成長過程中不必要的創傷。我希望透過本書的出版，提醒父母親們，如果你的孩子確診注意力缺陷過動症，那麼一定要特別留心自己的狀態，具有相似特質的父母親通常也不是那麼有耐心，情緒起伏比較明顯，在教養孩子的過程中容易無意間造成孩子的創傷，像是孩子會顯得自卑，沒有自信，甚至心中充滿委屈。這樣的傷害對孩子未來發展有長遠的影響，常會覺得自己做不到，或過度負面思考與自責。也因為依附關係受到影響，造成未來在與他人發展關係上出現困難。

而這些具有注意力缺陷過動特質的父母，他們的狀態不一定會通過醫療診斷標準，但是了解他們的成長歷程與生活模式時可知，注意力缺陷過動的特質對他們的日常生活有明確的影響。除了常見的忘東忘西，生活可能沒有那麼有秩序之外，最挑戰的時刻莫過於在面對擁有同樣特質孩子的教養問題。

比較常見的兩種狀態是：

一、當別人跟他說明孩子的狀況時，不覺得這是一個問題，讓對方覺得他不關心或是不願意正視孩子的問題。其實，我覺得根本性的問題是，爸爸或（和）媽媽因為擁有一樣的特質，孩子跟自己小時候很像，所以打從心底沒那麼擔心，心中說不定還會想著：我還不是就這樣長大了！

二、教養孩子時控制不住自己的情緒，容易暴衝甚至用不適當的教養手段。就我所知，這樣的狀態也很常見，注意力缺陷過動症屬於情緒行為障礙，當環境中的刺激出現時，沒有經過訓練的這群人很容易有明顯的情緒起伏，因而產生衝動的行為。對於成長發育期的孩子來說，可能產生心理陰影，甚至創傷。

很少人是天生就懂教養，我們過去常提到當父母是需要學習的，很多時候是邊做邊學。我覺得過動兒的爸媽更加需要學習和刻意練習。因為這樣的父母面對的挑戰更大，內憂（本身的特質）外患（現在的大環境）一定層出不窮。當父母發現孩子有過動的特質，應該花時間覺察自己平時的生活狀態和成長經驗。第一線的輔導工作不只聚焦過動孩子的輔導，爸爸媽媽也需要一起學習。

過動兒更需要穩定的陪伴

我發現一篇關於過動兒成功教養的文章〈一個成功教養過動兒的母親之人格特質、教養認知與教養策略之分析〉，這個研究透過八次成長團體的對話與三次深度個別訪談，來探究一位成功教養過動兒的母親，她的人格特質、教養認知和教養策略，以做為過動兒家庭在教養歷程與親職經驗的參考依據。

這個研究發現，受訪母親的人格特質包括：獨立性、自我開放、勤勉審慎性、堅持度以及友善性。受訪母親的教養認知包括：了解孩子有先天上的限制、接納孩子現況而不與他人做比較、成為孩子最信任的朋友、重視孩子的獨立自主以及把錯誤和失敗視為學習的機會。受訪母親的教養策略包括：透過陪讀來縮短孩子適應時間；經營友善環境，幫助孩子融入班級；幫助孩子融入新環境，再學習抽離；參加親職成長課程，調整教養策略；堅持運動，改善平衡感及專注力。

以上這些發現是平時在談過動兒教養常被提到的。對於這個研究，我個人的好奇是好像還沒有看到專門研究父親的研究，以及這個研究對於成功教養的定義。何謂成功教養？到底什麼是成功？本研究沒有對於「成功」明確定義，但從研究中對這位受訪母親孩子的描述可知，研究者心中所謂的成功應該是：在學習上能獨立面對，人際關係互動良好，有穩定工作。因為在研究中提到小華受訪時是二十三歲，是李媽媽的獨子，就讀大學進修部休管系四年級，任職於馬場多年，是馬場的專業訓練師，曾多次參加騎馬比賽獲獎，深得老闆賞識。此外，他平日利用夜間進修，課業上能獨立勝任，在班上的人際互動良好。

不論是我的輔導經驗或是相關研究都揭示，過動兒的父母通常也都具有相似的過動特質，這些特質對於穩定的陪伴與教養孩子相當具有挑戰，這些父母在教養孩子時比較容易沒耐心，情緒起伏明顯，甚至容易暴怒，或是在孩子犯錯時用極端的手段懲戒孩子，這樣的不穩定容易造成孩子成長過程中的創傷。

我強烈建議，當孩子被診斷為注意力缺陷過動症，爸媽一定要花時間關注自己的特質與生活狀態，有意識的學習調整自己和教養孩子的方法，避免在缺乏意識與能力的情況下對孩子造成傷害。

曾經有家長的提問刺激我思考：重視教育的家庭為什麼還會養成有偏差行為的孩

子？家庭教育好的孩子行為表現應該是規矩的吧？

我當下簡單的回覆是：有些孩子因為本身的特質，對於外界刺激敏感，情緒起伏明顯，甚至會有衝動行為。這樣特質的孩子**需要刻意練習情緒覺察與調節，而且需要持續不斷的練習**。其實，影響一個孩子的因素是複雜的，除了本身的特質，家庭環境、學校環境和社會氛圍都有關係。

注意力缺陷過動特質是教出來的嗎？

一位媽媽和我分享學校老師傳給她的訊息。看完後，我的感覺是這位家長已經被貼上溺愛、寵愛、疏忽管教的標籤。但就我長期與這位母親的互動，完全不是這麼一回事。

我對媽媽說：「我覺得應該是因為過去的溝通有些誤解，我覺得妳是非常理解孩子特質的母親，可能會無意間讓老師感覺到，無論發生什麼事情，妳都會幫孩子解釋，而對妳來說的事實，在別人聽起來會像是在找藉口。」

我接著說：「如果覺得這個標籤很難拆掉，就別管了。未來孩子在學校有任何狀況，就向老師表達自己會再管教，並且把自己做了什麼回饋給老師，讓老師知道妳的努力。」

是的，聽起來有些無奈，在孩子長大的過程中，我們可能會被誤解，要承擔責難。這些年來，和許多認真面對孩子教養的家長合作，但當中仍然有為數不少的爸爸媽媽時不時就會被他人誤解。

但老實說，根據我長期的觀察，家長的教養態度與方式真的對孩子有長遠且重要的影響。

我在《天賦就是你的超能力》書中特別提到，在生活中，我們要能夠引導孩子學會將這些特質的正面影響放大，發展適合自己的策略，降低特質的負面影響。在這個過程中，孩子是會不斷犯錯的，因為特質不是教出來的，我們需要替孩子爭取從錯誤經驗中修正自己的機會。

這樣說，不意味著縱容小孩犯錯，**從正向管教的角度思考，我們相信善用自然後果與邏輯後果幫助孩子調整與改變，而成功的關鍵是大人要能穩定的堅持。**面對孩子的不穩定，面對外在環境的質疑與壓力，我們仍然要能堅定的堅持。

因為，我們知道**孩子的改變需要時間。等待是值得的**，我們不是被動等待，因為我們一直努力著，想像一下孩子改變的樣子吧，**相信才會看見**，這些積極的等待是值得的。因為這些年來，我看見很多。

心裡的傷不一定那麼容易痊癒

關心大孩子與父母間的衝突，我們都知道這是老問題。

我和孩子說：「我想你應該也知道爸媽是關心你的。」

孩子很誠懇地發問：「如果你一直都記得他們過去對你做的那些事，你（現在）要怎麼接受他們的關心和好意？這樣不是很奇怪嘛？」

他接著說：「如果我接受他們的好意，那不就像斯德哥爾摩綜合症一樣啊！」

我說：「我知道小時候父母對待你的方式，你很難釋懷，但我也知道，如果是面對外人的欺負欺壓，你是有仇必報的，我們也算認識好多年了，也一起經歷了不少。」我接著說：「老師沒有覺得你一定要立刻放下或是原諒爸媽過去對你做的那些事，我知道對你來說很不容易。但或許可以想想，怎麼樣和他們共處會讓自己比較舒服？也同時試著看看他們近年來的努力和改變。」

有些傷並沒有那麼容易痊癒，心裡的傷更是。即便傷好了，但仍會留疤。對於有固著特質的孩子更是如此，因為他們認知缺乏彈性，原諒和寬恕對他們真的不是一件容易的事。不過，沒有人是完美的，每個人都會犯錯，練習給別人機會也是給自己機會，心不應該被仇恨佔滿。

謝謝這個孩子的分享，給予我們省思的機會。沒有人是天生就會當爸爸、當媽媽，每個人都需要學習，也都可能會犯錯。對有注意力缺陷過動特質的父母來說，有意識地學習如何為人父母，更是人生當中的必修課。

對注意力缺陷過動症父母的建議

對於有注意力缺陷過動特質的家長，我有幾個建議：

一、平時練習自我覺察

對於情緒起伏明顯的父母，平時練習覺察對調節自己的情緒是有幫助的，覺察的目的是了解自己情緒的觸發點，幫助釐清情緒的來源，覺察也能讓自己更有能力因應未來情境中可能的刺激，讓自己有更好的本能反應。建議爸爸媽媽遭遇生活中的刺激時，試著給自己一段時間沉澱與整理，試著把覺察的歷程記錄下來，也可以參考《曲老師的情緒素養課》中談到自我意識的篇章。

二、教養是一門專業，需要刻意學習

這些年來有非常多與教養注意力缺陷過動特質孩子的研究、專書以及文章，刻意的學習能幫助我們認識注意力缺陷與過動症，認識就有機會帶來理解，理解能幫助父母看見這些孩子的優勢，也更清楚理解這些孩子在學習與成長過程中的困難，學習創造一個有愛、穩定、支持與容許孩子犯錯的教養環境，就有機會讓過動兒免於成長過程中不必要的創傷。請不要忘記，家是孩子最重要的避風港，如果連父母都不能理解這樣的孩子，那麼他們在長大的過程中還能倚靠誰呢？

三、面對衝突先離開現場

許多父母在面對孩子的刺激時常常無法控制好自己的狀態，以至於讓原本單純的問題變得複雜。面對這樣的情境，我常建議還在修煉的爸爸媽媽可以在遭遇刺激時，先避免自己非理性的反應，最好的做法就是什麼話都不要說，什麼都不要做，先離開案發現場，給自己冷靜的時間與緩衝的空間，避免在自己不穩定時造成孩子的傷害。要記得，這些壓迫、傷害可能讓你覺得能暫時緩解眼前的問題，卻可能引發長期不可逆的後遺症。**教養看長不看短**，在追求療效前應先把握不傷身。

他們的故事

亞斯教母花媽的生命故事

長期投入自閉症社群運動，有亞斯教母之稱的花媽（卓惠珠）可以說是女性注意力缺陷過動症的代表人物。她長年活躍在臉書社群上，幾乎一年三百六十五天全年無休，樂於分享自閉症相關知識。花媽在她類傳記式的書寫中曾經提到她確診注意力缺陷過動症，對她的生活有明顯影響。

她小時候個子矮，坐第一排，常不知道為什麼老師的藤條就甩過來到她腳上，長大後回顧，應該是老師在警告她分心了。還記得小時候要去上學前，常常花時間在找制服的領結、找帽子。國中的時候則是在找制服的腰帶，這些都是生活中常態性的焦慮。不僅如此，注意力缺陷過動症特質對其原生家庭也有影響。

•衝動和過動特質影響家庭關係

根據花媽觀察，她的母親也有注意力缺陷問題，家裡常常一團亂，她對媽媽的印象就是經常處於慌慌張張的狀態。爸爸則是有許多想法卻一生不得志，比較讓她害怕的，是爸爸生起氣來非常可怕！

爸媽對於成績表現沒有太多要求，給予她們兄弟姐妹很自由的成長環境，像是小時候每天給五元，一元買豆漿或米漿，兩元用來吃早餐，剩下的兩元可以看二十多本香港漫畫。或許也是因為這樣開放的成長環境，花媽的注意力缺陷過動症特質沒有被壓抑，小時候也沒有成為讓她頭痛的問題。直到她當了母親，因為兒子確診自閉症，在陪伴兒子就醫的過程中意外發現自己有很強烈的衝動特質，也因為成長過程中的事件讓她罹患憂鬱、焦慮、強迫和創傷後壓力症候群。

回顧自己的前半生，即便生活中遭遇重大事件，花媽依然我行我素。像是原本在韓國定居，孩子是要留在韓國就學的，但因為母親突然過世，花媽想要回臺灣照顧爸爸，當時完全沒和先生商量，就自行決定回臺了。後來也直接單方面要求先生一起回臺灣，原本的雙薪家庭瞬間變成單薪，經濟馬上面臨困難。

在子女教育方面，花媽很後悔突然把孩子丟進全是韓文的環境裡，事前都沒跟他們溝通，兒子有分離焦慮，大哭大鬧維持約半年。花媽回想起來，她在生涯中許多重要轉換時刻都沒想到要預先告知和溝通，這對需要穩定的輕度自閉症者來說是很大的傷害。也因為如此，花媽的孩子曾經幾年不跟她說話，她大概花了兩、三年才挽回親子關係。除了她的努力之外，這樣的改變也得利於心理師及特教老師的幫助。

• 充滿行動力與過度投入

花媽的衝動特質非常明顯，成長過程中常常出現想到就要立刻去做，包含結婚都沒有跟任何人討論過，決定要舉家從韓國搬回臺灣也沒有跟家人討論過。類似這樣的行動力、執行力成為她學生時期重要的標誌，再加上獨特的領導氣質，讓她在許多學習階段成為同學中的領袖、班級和學校的重要幹部。此外，思緒快速跳躍也充分展現在花媽的日常生活中，無論是開會、演講甚至是閒聊，都有可能出現無限發散的狀況，讓與她互動的人感到挑戰，因為短時間內會有大量的資訊不斷湧入。

我們常會在研究中和輔導案例中看見有注意力缺陷過動症特質的人對於自己有興趣領域的事務過度投入，對於自己覺得無聊的事情提不起勁，一再拖延擺爛，這樣的狀態在花媽的生命歷程中也再次獲得印證：她想做的事可以做到無敵好，沒有興趣的事連碰都不想碰。

但是衝動帶來的過度專注，也讓花媽很容易短時間內對單一事物過度投入，大腦持續高速運轉而讓身心疲憊。服用藥物治療能讓她適度的慢下來，但是這樣的慢反而讓她感到沒有效能，因為過去那些快速思考的能力被藥物減緩了，整個人的思緒雖然比較平穩，但是行動力也降低了，服藥後的穩定反而成為焦慮的源頭，因為想做但做不到的感覺非常難受。在花媽身上也會看見過動／衝動特質帶來的副作用，在人際互動上的影響特別大，很多朋友因此疏遠她，這讓在乎他人的花媽特別痛苦，多年的積累也讓她的身心出現影響。

• 覺知覺察與專業協助下的成長

隨著年紀增長，花媽自認覺知覺察能力已經比年輕時進步許多，這樣的覺知覺察也帶動她調適的能力，讓她有機會更能即時意識到情境中的資訊，適度的調整修正。認識她特質的人會願意跟她說真話，接納她特質的人就會願意持續待在身邊，繼續來往，她心中對這些人是感恩的。

經過多年和各種專業人員互動的經驗，花媽發現，不同專業對她的問題皆提供不同面向的支持。舉例來說，心理師可以一段時期陪伴她面對一個問題，提供她整理的機會；精神科醫師在用藥治療上的協助是最立即的幫助，讓她能身心穩定。而這些年幫助她很大的，還有身邊從事特教工作的朋友，他們除了提供花媽心理支持，也讓她學習到許多自助與助人的技巧。

面對衝動的特質，心理師建議花媽，當她想做和想說什麼，就要緩三分鐘，後來慢慢變成三小時，之後變成三天。這個策略對花媽來說是有效的。在心理師的提醒後，花媽習慣在講話前在手心寫下「慢」，這也讓她表現得比較慢，也察覺外界對自己的慢反應是比較好的，經年累月就慢慢成為她的習慣了！生活中至今都沒怎麼取得平衡，一樣就是喜歡的就拚命做，不喜歡的連碰都不碰。最常表現出沒耐心的情境是排隊，凡是需要排隊的地方，花媽都不去。直到現在，很多時候別人講話，花媽照樣會插嘴而不自知。偏偏她又是社群的意見領袖，旁邊的人不太敢糾正她，所以仍舊常常會不斷插話，顯然需要改變的地方還有很多。

對善於在網路社群上活動的花媽來說，雲端的知識浩瀚無垠，是她充實知識和學習的主要來源。幾年前在沒有加入組織前，她的確會為了龐大的求助者而過度花費時間在處理別人的問題。但很幸運的，在好友提醒下，近年來她也學習到與他人分工合作的重要性。對花媽而言，她清楚知道自己不喜歡行政庶務，這類工作就要交給擅長的人經手處理。現在的她主要負責發想倡議的事情，她也認為這樣需要創意、天馬行空的工作很適合自己。除了在生活中經由經驗更認識自己以外，花媽的老朋友也常肯定她願意面對錯誤和修正調整自己，花媽認為這是這些年來自己可以持續成長的原因。

過去花媽的父親只要看她閒著沒事幹，就會認為是懶散的表現，於是她長時間投入工作，讓自己處於忙碌的狀態，只要閒下來就會有罪惡感，她認為這是原生家庭教育帶給自己的影響。這樣的生活狀態，若缺乏組織就會出現混亂，做為母親的她經常會帶著孩子東奔西跑見識不同的事物，也讓孩子缺乏安定的感覺。花媽認為自己很幸運，成長過程中，無論她怎樣惹事，她的爸爸媽媽始終相信她不是一個壞孩子！花媽把這樣的身教運用在自己的為人處世上，當環境當中有人做出怪異的行為時，她會選擇相信他是不知道還可以怎麼做，而不是故意這樣！

9

女性注意力缺陷過動症

二〇二三年的電影《小曉》因為十二歲的女主角林品彤獲得金馬獎最佳女主角而引起大眾關注，但老實說，《小曉》真是一部讓我無法專注的電影，如果真的要帶著專業工作者的身分去觀影，應該會看得氣憤不平和心中不斷出現黑人問號。

換句話說，小曉這個角色與我認識的女性過動症有不小的差異，在我看過電影後，反而更擔心社會大眾對注意力缺陷過動症的誤解，這樣的誤解不是因為女主角林品彤演得不好或是不像，而是因為注意力缺陷過動本身存在多元的表現形式，用單一個案類推一個群體本身就不必要。在臨床上有較高比例確診注意力缺陷過動症的女性不像《小曉》那樣過動、衝動，而是外表看起來跟一般人沒什麼差別，但學習與工作表現長期受到注意力缺陷的影響。

期待未來有其他作品探討那些相對內斂孤獨的靈魂，如何在不被大環境理解的情況下認識自己，活著，甚至活出自己。關於注意力缺陷過動症的治療，《小曉》影片中一直重複看見小曉被提醒要吃藥，雖然用藥是治療過動症最常見的手段，但這當中有太多專業與細節，若有這樣的需求，一定要和精神科醫師充分討論。再者，藥物治療外，針對不同孩子的需求搭配目標性的認知行為輔導也有其必要。

有孩子的媽媽告訴我，她不敢去看《小曉》，因為電影演兩小時，她要演一輩子！

這些年來，陪在許多家長身邊，我能體會大家的辛苦，不過，學習如何教養注意力缺陷過動特質的孩子是必要的！《小曉》的媽媽的確經常出現在現實生活中：為了孩子的教養疲於奔命，長時間過著偽單親的日子，最後孩子「病」了，媽媽也「病」了……。

許多注意力缺陷過動症孩子的爸媽也都有著相似的特質，如果一般孩子的父母親需要學習如何教養子女，那麼注意力缺陷過動症孩子的父母親更加需要學習！因為爸媽的不穩定會造成孩子早期的逆境經驗甚至創傷，這些逆境經驗和創傷造成的毒性壓力所帶來的影響，很多時候都超過了注意力缺陷過動症。這是我在撰寫本書時特別想要倡議的！

每個人都是獨特的，即便擁有注意力缺陷過動特質的每一位也都不一樣。如果你還沒看過《小曉》，建議不要帶著認識注意力缺陷過動症的期待去看會比較好，單純的去認識小曉就好。

應重視女性注意力缺陷過動症的共病狀況

美國二〇二〇年的研究估計，男孩過動症的發生率是5％，女孩則是2％。現實生活中，男孩確診率確實遠高於女孩。即便是在研究總體人口中哪些人符合注意力缺陷多動症的診斷標準，結果發現男孩的比例仍比女孩來得高，但差距沒有那麼明顯。不同的研究中，男孩和女孩罹患注意力缺陷過動症的比例也有所不同，通常約落在2:1至10:1之間。

臺灣奇美醫學中心精神科黃隆正醫師在二〇一六年研究分析臺灣健保資料庫從二〇〇〇到二〇〇七年的二十二萬八千名注意力缺陷過動症個案發現：二十歲以下的兒

童青少年ADHD男女的比例分別為3.39至4.07（發生率之男女比例）及3.87至4.31（盛行率之男女比例）；然而在二十歲以上成年ADHD的男女比例卻為0.24至0.76（發生率之男女比例）及0.35至0.98（盛行率之男女比例）。

我覺得黃醫師的研究發現很有趣，兒童青少年ADHD來就診的個案雖然還是男生比較多，但是到了成人階段，反而變成女性來就診的較多，我們真的應該要持續追蹤近年來的數據。

黃醫師在研究中提到可能的原因是：ADHD診斷標準的建立是以男生的實證資料為主要基礎，對女生的適切性或許值得商榷。由於女性比較容易產生情緒困擾，ADHD女生往往容易被老師、家長或醫師認為，是其他情緒行為或學習障礙的問題而忽略了ADHD。男女的共病差異，也往往會模糊掉醫師對ADHD的診斷。比如，女性ADHD比男性有五倍的憂鬱症共病風險，而且女性在診斷為ADHD之前比男性有三倍高的風險被診斷為憂鬱症。

有研究發現，女性ADHD的症狀比較多以注意力不足為主，而不像過動及衝動這麼有干擾性，所以除非真的很嚴重才會被轉介治療；或是到成人時期，自己發現功能還是持續受到影響才會來就醫尋求協助。

全世界相關研究都曾提醒，人們應該認真看待女性的注意力缺陷過動症，因為她們從小就相對容易憂鬱及焦慮，情況到成年時更趨嚴重。長時間以來，人們都淡化忽視了這件事，希望本書能讓大家更有意識的開始關注女性注意力缺陷過動症！

櫻桃小丸子也有注意力缺陷過動症？

維基百科上對於小丸子的介紹是：她喜歡無理取鬧、幼稚任性、愛和姐姐爭吵；平時愛看《Ribbon》漫畫和搞笑劇，但不愛運動，經常遲到、不收拾房間、愛睡懶覺、不做功課和臨時抱佛腳。時常耍小聰明、自戀，而且愛佔便宜、貪錢、貪新鮮，偏聽偏信，且粗心大意，是個有不少小缺點的女孩。她喜愛動物，富有正義感，會對班上較弱勢的同學仗義相助或替他們發言，對於較為強勢的同學沒轍，但忍無可忍時會與對方爭吵。最喜愛和小玉玩遊戲，但遇到不想學的事就半途而廢，帶給家人不少麻煩。有時性格倔強，不聽別人勸告……。撰寫本書時，我特別邀訪多位注意力缺陷過動症特質的女性，在她們的生命歷程中有許多和小丸子相似的成長經驗。

研究與臨床統計資料都顯示，女性的注意力缺陷過動症多半反應在注意力表現上，衝動與過動相對是少的。但也因為如此，有許多女性在成長中並不那麼容易被「發現」，延遲面對也讓不少女性吃足苦頭，不被外人理解就算了，往往就連自己都搞不清楚自己是怎麼一回事，生活遇到瓶頸也不知道是因為注意力缺陷過動症所帶來的麻煩。長期的挫折容易讓她們陷入焦慮與憂鬱，在研究上甚至有不少比例的女性在青春期有自傷行為。

她們的故事

讓我們一起來看看以下幾位二十、三十與四十代女性注意力缺陷過動症成人的故事。

二十多歲的小欣

小欣國中、高中時期讀私立學校，臺大哲學系畢業後，從事劇場工作同時兼任家教，也做過補習班正職的行政工作。從念書到工作，小欣在臺北接近十年了，因為身體不是很好，尤其是前幾年疫情期間，身體出現慢性疼痛，坐著也會不舒服，睡眠狀況不是很好，睡覺時常常會做夢，不太知道怎麼調整自己的狀態。

小欣回顧自己的學習狀態時提到：其實她小時候上課就不喜歡聽講，也會出現大家都不喜歡的行為，但是大家並沒有朝過動的方向去解釋。小時候吃飯很慢，所以家裡特別為她安排了一個吃飯的座位。她的東西常亂擺亂放，房間也很亂，因此經常被罵，現在依舊如此，她常覺得生活沒有秩序感。直到弟弟確診注意力缺陷過動症，她才開始朝自己是否也是過動這個方向思考。

在面對身心科醫師時，她感覺不被理解，認為醫師提問的方式讓她覺得自己不被信任。離開大學校園以後，她感覺自己很混亂，不知道怎麼安排日常的學習生活，畢業後這三年都過著邊讀書邊家教的生活，她覺得現在生活的步調亂掉了。她心裡常有的疑惑是：「為什麼以前可以，現在卻不行！」、「以前的策略可行，現在卻不可行？」她好希望有一個人陪她做所有的事。

被排擠的情緒遺留

小欣小學時因為是資優生，部分課程抽離原班，這樣的生活狀態影響了她的人際關係。因為和班上同學的相處時間少，缺乏一些共同學習經驗，導致有些人際訊息上的落差，她雖然沒有被欺負，卻會感覺到跟班上同學有些距離。國中時期曾被同學排擠，原因是跟班上一位女同學喜歡的男生走得太近而被討厭了，那個女生會刻意拉攏其他同學一起孤立她。雖然如此，有時候好像又不會感覺被排擠得那麼強烈，可能是因為她的功課不錯，分組時有點用處。高中時期她也被排擠，但是她並不清楚原因。不過這個經驗到現在還是對她有些影響，想到的時候都會特別有情緒；同時也影響了她對人的信任感，不太習慣跟他人揭露自己，會擔心害怕。

小欣求學時期也有注意力不集中的問題，雖然常常忘東忘西，房間包包一團亂，但是學習和生活適應不受影響。長大後，過去的因應策略似乎變得不管用，這樣的狀態讓人苦惱，為什麼以前可以，現在卻不行了！以前的策略可行，現在卻不可行。

以前讀書的時候，她會邊吃東西邊讀書！考試的時候，她會給自己時間放空休息，甚至睡個五～十分鐘後再起來寫，但是現在如果這樣做，只會寫不完。

三十多歲的小春

小春就學時因為經濟考量而選擇就讀北科大進修部，主要是可以邊打工邊讀書。高職讀資料處理科，因為爸爸覺得讀商科未來有機會考會計師，但數學學習一直是她最大的困擾。後來念科大為了躲開商科，就選擇讀工程管理。小時候學樂器、二胡，後來學習鋼琴，但是只會看譜音高，不會看拍子，學習都靠聽和感覺的。學鋼琴的時候感覺注意力更不夠用，邏輯力也理解不來。小時候偏科得很嚴重，喜歡的事情就可以很專注，沒興趣的就擺爛，就連同一個學科都還會有大起大落的狀況，有些單元學得很好，有些就直接擺爛。要維持注意力需要很多策略輔助，比如讀書一定要配零食，專注時間先念弱科，時間分配要拆成寫題跟讀講義。

人際關係與親密關係

小春說自己的情緒常常直接表露在臉上，有些話會直接說出來，影響自己的人際關係。她不想要勉強自己偽裝，自然就需要承擔人際互動的困擾。在每一個團體內都不是很受歡迎，會看不慣這一群人的作法，不願意勉強自己配合群體的規範和文化，尤其是自己不認同的部分更困難。像是學跆拳道，化妝儀容成為評分標準時，她覺得不合理，內心的反抗會讓她無法行動，無法改變環境時會採取消極抵抗。

她在每一個時期都可以和自己圈子以外的人有不錯的交情，可能是因為沒那麼親近，就不容易看到彼此的缺點和問題。國中時，一開學就被同學討厭，因為擔任衛生股長的關係，直接管理和要求同學掃除，讓同學們反感，後來人際關係就越來越差。她被班上同學排擠，班上沒有朋友。中午吃飯都只吃十分鐘就躲到國樂團去，連學校老師們都知道。後來還因為練習時間請公假，班導頗有微詞，唱衰國樂團未來走向，而引發了她和導師的第一次戰火。她也曾經加入網路上ADHD社群，在裡面獲得很多幫助，但最後因為講話太直白，讓人感受不舒服後被嗆就直接退群！

畢業後，小春選擇了業務工作，覺得業務性質的工作蠻適合ADHD的，但最重要的還是身處的環境和身邊的人。

小春和先生屬於重組家庭，現在的先生原本就有兩個孩子，她和先生又再生了一個小的。孩子們跟小春住在南部，先生自己在北部打拚。為了孩子的補助，她和先生決定不登記結婚！她不擔心自己的名份，認為經濟是最重要的，補助尤其重要。人際關係上，她覺得向先生學習了很多，先生比她年長十五歲，做生意、做業務很厲害，也教導她許多待人處事的方法。

在教養小孩後，小春才更清楚知道自己的特質是注意力缺陷，也因為教養孩子的過程中讀了不少跟注意力缺陷有關的文章，因此對自我特質的理解也越來越完整。

四十多歲的阿香

阿香講話速度飛快，話題可以一個接著一個，就算你沒有辦法回應，她也可以自己無違和感的接下去，只要她在，永遠不會冷場。不過，當你說話或是發問時，她時不時會習慣性地請你再說一次，或是跟你確認你說的內容，因為她擔心自己聽錯，遺漏重要訊息。會有這樣的反應，最主要是因為她的注意力不容易集中，只要有新的刺激出現，她的注意力很容易被拉走，對話者的話就沒有聽清楚，甚至在理解上會出現落差。也因為如此，她對自己的理解能力很沒自信，常常覺得自己聽不懂別人在說什麼。

這種狀態就好比一個一千片的拼圖遺失了五百片一樣，很多時候只能靠推測來猜想事情全貌，這個狀況在她小時候影響尤其明顯，加上那時候不敢發問，常常只能裝懂。她覺得自己在學校最大的困難就是聽懂老師的指令和要求，就算老師解釋得很詳細，但她仍然常常不確定老師希望她做什麼，當然，這樣的問題也影響她的學習表現。她知道自己從小不容易專注，讀書的時候只要出現刺激，她一定會分心。她嘗試過幫助自己專心，像是聽音樂讀書，但最後一定會變成只在聽音樂而沒有辦法讀書，她甚至試過站在陽台讀書，沒想到就變成看著樓下走動的人群發呆。她從小就一直沒辦法找到合適的專注策略。

她提到自己遇到困難很容易就放棄，就連生活中的問題一樣。舉例來說，設定帳號密碼需要有不同數字符號的要求，對她來說也是一種困難，因為要去處理這些事，她通常需要更大的耐心和專注力。

阿香從小就只對英語有興趣，文科表現還過得去，理科就不行了，尤其是數學。對於學習，她的態度是要把該完成的作業交出去就好。從小到大，除了短暫參與課後美語班的學習，她並沒有參與任何課後補習，爸媽也不會要求她的學習表現，即便成績落後，甚至考試排名不理想，也都沒有影響到她太多，最多只有小時候因為數學不會問爸爸被責備的經驗。但大體上來說，爸媽並沒有給予她學習上的指導和要求，這樣的教養態度也讓她的學習表現在成長過程中似乎並不是一個「問題」，注意力不集中的狀態實質造成的實質影響也就不那麼明顯了。

阿香就讀公立國小、國中，私立高中及私立科大，對於學習沒有太高的期待，只求能夠達到學校老師的基本要求，大學選擇讀自己有興趣的應用外語系，但忙於打工的她一直沒有把學分修完，在工作多年後才拿到最後一個學分畢業，甚至到現在都還沒去領取大學畢業證書。

隨和反而出現狀況

阿香從小的人際關係就不錯，她自覺擅長站在別人的立場考慮事情，也擔心自己造成別人的困擾，求學時期朋友一直都不少，最主要應該是因為隨和，蠻會配合別人的，常常同學、朋友揪她了就走。在求學過程中，她和同學沒發生過衝突，而她的人際關係優勢，讓她在職場上表現也受到肯定。

畢業後她從事銷售業務工作，在前輩的指導下學會刻意經營客戶的方法，有一本自己的本子記錄不同客戶的個人資料和偏好，因此也讓她的業績一直保持得很好，也和許多客戶變成不錯的朋友。直到現在，她還常是銷售一姊。她認為自己習慣會替顧客多想一些，加上不希望造成別人困擾的個性，在銷售過程不會給客人壓力，所以業績不錯。

阿香檢視自己的人際關係也發現，朋友多，隨之而來也有不少問題，像是不會拒絕別人，以致常讓自己處於應接不暇的聚會中。她認為學生時期很享受這樣的關係，但年紀大了後會感覺累，尤其她覺得現在的自己有屬於自己的家庭，有自己的生活空間，不再需要像以前那樣答應那麼多邀約。很難拒絕別人，也讓不同時期的朋友都會向她開口借錢，雖然大部分的錢都有拿回來，但是從她的分享可知，這是她人際互動中常有的經驗。

高中曾出現過一個她很討厭的同學，但她仍和同學們維持表面的和諧。她對這個討厭同學的記憶已經有些模糊，因為一開始兩個人的關係很好，但相處一段時間後，她只覺得對方很愛模仿她，而且衛生習慣讓她覺得受不了，這種反感越來越強烈，於是關係就變得普通了。

強迫症與日常生活

大約同一個時期，她陸續出現強迫行為，這些強迫行為並一直持續到現在。第一次出現強迫行為是親戚來家裡，之後她的強迫行為越來越嚴重，現在的她雙手經常都是通紅的，長期大量的清洗，讓她手部的表皮都是受傷的。強迫的意念會出現在她覺得很髒時，她只要覺得髒就會大洗，除了清洗自己的身體外，也會反覆清洗自己的物品，就連錢包裡面的錢也會拿出來洗，家裡的空間也會反覆整理，強迫的行為在她特別累的時候也不會停止。至於為什麼會出現這些強迫行為，她自己不是很清楚，也曾經去精神科就醫，但沒有持續進行治療。

考上大學的那個暑假，她開始打工，常常把工作排滿，除了賺取所需的生活費外，也充分展現了她的過動特質，時薪七十五元的時代，她一個月打工可以賺一萬八千元。上大學後，因為爸爸離世後她需要負擔家計和房貸，她需要同時兼三份差，生活才得以支應。

阿香的媽媽在她小時候因為受宗教影響而逐漸封閉自己，斷絕與外界的互動與聯繫，大部分時間繭居，僅倚靠先生遺產和女兒支應生活。根據她的描述，媽媽過去也是在餐廳做服務業，跟爸爸結婚後就成為家庭主婦，但媽媽沒有儲蓄的習慣，生活一直都沒有重心，似乎沒有什麼成就感，因為宗教遭遇重大刺激後整個人就變了。根據阿香的觀察，媽媽應該也是注意力不集中，遇到困難很容易放棄的人，這點她和媽媽很像，而媽媽的姐妹也有這樣的問題。

阿香今年結婚了，回顧過往的親密關係，多半都是因為她想交男朋友，不想要一個人而交往。現在的老公是在網路上認識的，兩個人有共同嗜好，遠距愛情蠻長一段時間，關係穩定後，雙方決定結婚，婚後到目前仍維持遠距，休假時才會碰面。

小欣、小春和阿香生命故事的啟示

她們三位都和大多數有注意力缺陷過動的女性一樣，有明確的注意力缺陷問題，但不同的人格特質、教養環境和人生際遇造就了現在不同的她。從她們真實的生命經驗，我們看見了：

①她們符合研究與臨床上對於女性注意力過動症者的發現，多半是單純注意力問題，較少情緒行為的外顯問題。注意力問題的確影響學習表現和生活適應，過動則表現在她們的表達與人際互動，但沒有造成困擾。

②家庭教養對於注意力缺陷過動特質的影響：父母如果對學習表現沒有要求，放養的方式讓親子關係不至於產生太多衝突。從阿香的經驗可知，她在成長過程中沒有任何支持策略改善她的專注力和學習表現，她就是自然長大的。阿香的家庭教養態度讓她的學習不至於產生太大的壓力，但在受訪時她也提到，會不會家人對她學習有更多期待和栽培，她的未來（現在）有更多的選擇？

③注意力缺陷過動只是她們的一部分，不同的性格可能產生不同的化學效應，像是阿香最大的優勢，負責任、體貼、善解人意讓她能滿足學習環境的基礎要求，和同學維持穩定互動關係。

④和醫療統計資料呈現的一樣，女性注意力缺陷過動症有三成左右會出現焦慮、

憂鬱甚至強迫症等問題，小欣的焦慮憂鬱、阿香的強迫症都是，這部分值得更多人持續關心與探究。

⑤人際界線是每個人人生的重要課題，對阿香來說，人際界線不明是她的優勢，對她的銷售工作有幫助，容易跟顧客拉近距離，但也造成她生活上的困擾，常常被推銷或是被借錢，甚至要幫忙承擔他人生命的困擾跟壓力。而小欣和小春也都在人生中多次遭遇人際關係的困擾，甚至有被霸凌的經驗。

⑥非典型的家庭生活：阿香和遠距離的男朋友結婚，小春是重組家庭，可以選擇不結婚，一樣和先生分隔兩地，一個在北部，一個在南部。她們都能夠選擇自己所愛，跳脫傳統世俗觀念的羈絆。

有注意力缺陷的女性在成長階段中通常容易被忽略，這樣的狀態使得有些人長期處於學習或工作成就低落，人際關係緊張，生活常常處於混亂狀態。隨著壓力持續積累，很容易造成身心失衡，如果身邊的女性在生活中常遭遇上述的困擾，請記得適時地尋求專業的建議和支持，不要一個人單打獨鬥喔！

過動女孩的策略

女孩下課時忽然跟我說：「我有過動症，二年級的時候就有去看醫師，有吃藥，一直吃到五年級才停藥，現在已經一段時間沒吃了。」

我問：「妳覺得注意力缺陷過動症對妳有影響嗎？」

女孩說：「有啊！對學習有影響。和同學相處也有影響，像是過去我衝動的時候會動手打同學，會影響自己的人際關係。」

我說：「不過，我有明顯感覺到妳這段時間的改變，好像變得比較穩定，但是妳並沒有繼續用藥，那妳的秘訣是什麼？有沒有好方法可以跟我分享？」

女孩說：「我希望自己改變，而且跟媽媽和醫生有約定一個目標，像是在學校要努力控制自己，回家在自己的房間才讓自己放鬆。如果我能做到，就可以得到我想買的書。」

我說：「聽起來妳是靠意志力在控制，還有設定目標來幫助自己。」

女孩說：「是的，我覺得設定目標蠻有用的。」

我說：「光靠意志力很辛苦，我覺得妳應該還需要發展更多策略，也要學會讓自己放鬆的方法。」

女孩說：「我讓自己放鬆的方法就是回家做手作，我的書桌前有很多我自己做的東西，平常我會在路上撿東西回家，然後重新組裝，像是……（接著女孩講了許多自己設計的作品）……我下次可以拍照給你看。」

我問女孩：「妳覺得從小學二年級到現在，幫助妳最多的是什麼？」

女孩說：「我的導師幫助我很多，從小二到現在都是同一位導師，她平常都會陪我聊一聊，遇到問題，她也會陪我一起想辦法。」

不知道女孩怎麼會突然向我揭露自己的ADHD，這是我們第一次這麼認真的對話。過去相處時只感覺她的躁動，但眼前的女孩已經不一樣了。

10 注意力缺陷過動特質的生命樣態與生涯發展

出生後持續的發展，注意力缺陷過動特質和生命經驗交織，創造高度複雜的生命多樣性，人的不同成長階段皆是動態變化的歷程，但是注意力缺陷過動特質絕對佔有舉足輕重的角色。特質創造的優勢，能否被開展跟環境是否適配有絕對的關係。我們可以透過生態系統理論中談到的「環境」來思考不同人生階段中不同環境帶來的影響。

環境對注意力過動缺陷症的影響

家庭通常是生命中第一個經歷的環境，主要照顧者的態度、教養方式決定了ADHD特質者最核心的樣貌，開放、民主、容錯和鼓勵的環境會養成自信與自尊自重的個體，壓迫與指責只會造成自卑、不自信、羞於探索嘗試的生命。

如果可以選擇或是建議，我會非常有信心的告訴ADHD孩子的父母，選擇前者，**尊重孩子的特質與保持彈性**，因為後者帶來的副作用絕對超過你的想像。

對於生命保持開放的態度，隨遇而安的處事哲學是ADHD的良藥，不僅可以讓孩子安心成長，大人也比較能放過自己。在本書的訪談對象中，只要父母的教養和家庭環境是這樣類型的，孩子的身心都相對健康穩定。

當然，ADHD特質的負面影響危機四伏，最麻煩的莫過於衝動帶來的影響，這些問題沒辦法完全避免，只能透過策略發展和養成新的習慣來降低這些負面影響所帶來的殺傷力。

面對注意力缺陷、過動和衝動各有不同的負面影響和相對的因應策略。執行功能的缺損勢必影響個體在計畫、組織和執行的能力，忘東忘西讓生活增添許多的不確定，靜不下來和衝動使得生活混亂，不專注和衝動容易發生交通意外和與人衝突，缺乏界線容易讓自己得罪人、惹麻煩……，這些我在前面的章節中都有詳細的說明，也提出了可能的對應方式。

從這些受訪者的生命經驗可知，每個人因應特質產生的不同問題時都有自己一套辦法，當然**最重要的是個體要有意識，要能覺察，也要認同這樣的狀態是個問題，需要被改變**。因為個體的動機是帶來改變重要的關鍵。當然，即便很努力，也有人還是受困其中，需要給自己更多時間調整。

從不同ADHD個案的生命經驗可知，人生的「選擇」非常重要，選擇適合這個特質的生活環境、職場環境和身邊的夥伴，如果真的沒有辦法選擇或是根本找不到合適的，那麼就努力自己創造吧！適配的環境能讓ADHD發光，不適合的環境只會限縮、限制ADHD天賦的發展。家庭環境沒辦法選擇，但爸媽是可以透過學習改變的，這個時代的學習環境對許多人來說是可以選擇的，這就需要仰賴有智慧的父母了。

生涯、職涯的選擇基礎是對於自身特質、興趣愛好熱情的理解，這也是成長過程中最重要的事。本書的受訪者中對自身皆有高度理解的，也讓他們能在自己的領域中有超能卓越的表現。

注意力缺陷過動特質者的生涯類型

生涯輔導大師蘇珀（Super）在他畢生的研究生涯中，為了建構相關理論訪談超過百人，對他所處的時代背景，提出人類生涯發展的模型，也可以說是不同生涯的組型。蘇珀的故事給了我一些寫作上的靈感，對於這些年來大量的個案輔導工作和特定為了寫作採訪的個案故事，雖然不是嚴謹的研究成果，但整理其異同後，似乎也能看出注意力缺陷過動特質者的生涯特性。

第一種類型——生涯不斷轉換

探索期特別長，有很長一段時間處於不穩定的生活狀態。可能會不斷轉換工作，每一段工作時間都不長，不論是自己已經對原本工作喪失熱忱，或是因為能力、態度或與同事相處問題非自願性的離職，這種類型的關鍵在於自我認識不足，無法選擇適合自己優勢發展的環境，或是沒有足夠因應自己特質的策略，讓自己生活仍多處於相對混亂的狀態。

第二種類型——生命中出現重大轉折

在他人眼中就是一件事情做得好好的，就突然做出重要的決定改變方向，這個改變可能是自己長期有興趣的領域，也有可能是因為衝動特質所做的決定，無論如何，在他人眼中可能都是非常意外、突然的。

第三種類型——過度專注某個領域

可能是生命早期的階段就持續發展的興趣，最後成為自己一輩子的志業，當然，也有可能是生命中出現新的喜好，因為過度專注的特質，使得注意力缺陷過動特質的人會因為過度投入而忽略生活中的其他面向，生命當中其他事情都變得不那麼重要了，像是生活中一般事務，過動的人可能會把它當作不重要的瑣事，對於生命中的人際關係也可能因為過度專注而忽略，如果沒有適當的平衡策略，即便成為某個領域的專家也會讓生命失去平衡，往往連健康也會出現問題。

第四種類型——受環境影響喪失主控權

注意力缺陷過動症特質非常容易受到環境的影響，無論是早期的家庭環境或是成長環境，簡單來說，因為執行功能的缺損，很多時候對於環境的誘惑難以抵抗，在發展過程中容易出現危機，我將其稱之為墜落。當然有的人可以透過努力翻盤，但是這對有ADHD特質的人來說這是需要刻意關注的議題。

第五種類型——斜槓和不斷的創新（分心）

一次無法只做一件事，通常會在同一個時間做好幾件不同的事情，對於興趣如此，對於工作也是如此。很可能會讓自己處於腦袋高度運轉，身體過度疲勞的狀態中，需要綜合考量，避免生活因高速運轉而失衡。

這五種類型是近年來對於ADHD生涯發展的觀察，從上面的說明可知，不論是哪一種類型都充分展現ADHD特質的影響。當然，最重要的是要在長大過程中找到自己的生命與熱情，在自我了解的基礎上進行選擇。如果缺乏足夠的調節與因應策略，ADHD就容易處於混亂的生活狀態，生涯發展也將受限。

對注意力缺陷過動特質者的生涯發展建議

對於注意力缺陷過動特質的人來說，生命當中往往充滿意外。面對自己的注意力、過動與衝動的問題，在成長過程中需要有意識的覺察，並且發展適合的策略讓自己的學習與生活不至於遭遇重大的瓶頸陷入困境。從小養成好習慣、維持生活規律、有明確的目標應該是絕大多數家長對孩子的期待。對於有ADHD的人來說，需要有意識的刻意練習，因為這可能不是簡單的事。或許，當我們在追求普世期待的價值時，也該允許旺盛的生命力得以開展，長出屬於他們自己的樣子。

對於有ADHD特質的人來說，在生涯發展上最重要的是，在生命的每一個階段中盡可能充分探索，了解什麼是自己真正的熱情所在，面對眼前突然出現的不同選擇，要記得給自己一點時間沉澱，試著讓速度放慢一些，不是為了讓身邊的人跟上，而是有時候生活已經高速運轉變得混亂。找到適合自己、理解自己的人、事、物是重要的，選擇熱愛的事，和深愛自己的人在一起，會讓ADHD生活持續保有幸福感。

對於這樣特質人的生涯發展，我有以下幾點建議：

①**盡情探索**：不要被自己的腦袋所侷限，避免對陌生事物帶有先入為主的想法，當這些念頭出現後，就會本能的抗拒，有時候反而限縮了自己的體驗。這點對於身邊的大人尤其重要，很多ADHD在長大的過程中，會因為注意力不集中影響到學校學習的表現，在這樣的狀態下，如果大人過度執著於學校的學習，很有可能會剝奪孩子其他學習與探索的機會，畢竟，大人很多時候對小孩的生活有絕對的主導性。我認為，即便學科學習表現不佳，也要適度的讓孩子接觸學科以外的學習。

②生命當中出現許多不同的選擇，抑或是腦袋自己突然迸出不同的想法，我認為應該**先試著和了解自己特質的人談一談，聽一聽他們的看法**；同時在做決定前，請試著進行**小規模**的試探，確定自己是不是一時衝動才想要改變。

③**主動定期和生命教練更新近況**，透過這樣的互動也能幫助自己整理現在的生活，無論身邊的重要他人是支持或是不支持你的，用開放的心態聽聽別人的評價，當作自己在生涯選擇中的參考。

追求卓越而不斷突破的餐飲教育工作者

當年，與這個孩子相遇時，他才十二、三歲。中學時期的他，許多因應ADHD的策略都還不具備，學習成績也永遠在班上吊車尾，國中三年無論如何努力，成績始終不見起色。不過，從生活中可以清楚看見他吃苦耐勞、不怕失敗的人格特質。雖然手不是那麼靈巧，但是對於動手操作的工作相對比較擅長。他的爸媽在他學習表現不佳的情況下，仍然給予許多探索的機會，他才能跟著我混那麼久。

在孩子預備轉銜高中時，經過跟父母還有我多次討論，他最終決定選擇餐飲科當作高中三年的主軸。這個孩子後來在高職餐飲科嶄露頭角，加上國中三年學習動機、學習策略的奠基，他的執行功能發展也漸趨成熟，努力與追求卓越的動機讓這個孩子在高職成績有明顯突破，最後是前幾名畢業的。

高職畢業後，他也持續選擇餐飲相關科系當作目標，最終考上烘焙相關科系。在大學期間，他甚至多次代表臺灣出國比賽，獲得佳績。他大學畢業後投入職場，從事餐飲相關工作，工作幾年後仍持續尋求突破，也開此投入餐飲教育的教學工作。

在他的生涯選擇和轉換的歷程中，他有多次主動尋求與我討論的經驗，每一次的互動，我都試著引導他看見自己的熱情，建議他可以試著在自己的專業基礎上，尋求相關領域的嘗試與突破，或許這也是他從餐飲工作轉而投入餐飲教育工作的主要原因。

選擇自己所愛的，選擇適合自己的，就有機會幫助自己在生涯發展自我滿足。

11

維持超能的秘訣

我認為只要善用注意力缺陷過動特質的正向影響，就有機會表現超能。這裡所謂的超能並不是指超能力，而是指找到與注意力缺陷過動特質和平共處之道，持續往自己的熱情與理想前進。要能保持超能，需要保持穩定的作息與規律運動、有覺察反思的習慣，努力提升自己的計畫、組織與執行能力、強化非認知能力的培養、保持穩定的作息與規律運動、有紀律的生活、為自己設立界線避免成癮、最後要能適度休息，刻意的放慢與停頓。我相信這些都是重要的必修課。

穩定作息，規律運動

維持穩定的作息對於注意力缺陷過動特質的人來說特別重要，因為容易受外界刺激影響，平時本來就屬於比較不穩定的狀態，如果再加上不穩定的作息，就很有可能讓狀態惡化。在許多個案經驗中，能在專業領域表現傑出有所突破的人，通常都有一定程度的自律性，而這些自律性展現在規律穩定的生活作息上。

美國著名的運動心理醫師約翰．瑞提（John J. Ratey MD.）和作家艾瑞克．海格曼（Eric Hagerman）合著的《運動改造大腦：活化憂鬱腦、預防失智腦，IQ和EQ大進步的關鍵》書中提出對大腦的研究，透過美國高中的體育改革計畫以及真實案例證實有氧運動能鍛鍊肌肉、鍛鍊大腦，還能改造心智與智商，讓人變得更聰明、更快樂、更幸福！運動能刺激腦幹，提供能量、熱情和動機，還能調節腦內神經傳導物質，幫助大腦分泌多巴胺、血清素與正腎上腺素，這些都是幫助注意力與情緒保持穩定的重要激素，規律的運動能幫助我們大腦適時更新，持續超能。

關注睡眠

可能是逐漸感受到身體開始有點趕不上過動大腦的速度，去年我開始關注自己的睡眠狀態，也開始刻意調整作息，每天逼迫自己多睡一點。閱讀了《為什麼要睡覺？》，書中有兩個片段在探討自閉症與注意力缺陷過動症的睡眠問題，特別整理出來和朋友們分享，當然，有閱讀習慣的朋友可以找這本書來看看。

是注意力缺陷過動症還是睡眠障礙？

《為什麼要睡覺？》中提到，被診斷有過動症的兒童較急躁易怒、情緒不穩、容易分心，白天難以專注學習、學習缺失、行為問題……等。這些症狀和缺乏睡眠引起的症狀相同，換句話說，睡眠是影響專注力與情緒行為的重要指標，我們需要確認孩子的外顯行為是什麼造成的。研究調查發現診斷為過動症的兒童中，超過50％有睡眠障礙，然而只有一小部分的人意識到自己的睡眠狀況，及其衍生的影響。

睡眠不足時，腦中情緒中心的反應會更強烈

此外，《為什麼要睡覺？》中也提及，充足有品質的睡眠能使前額葉與杏仁核產生強烈連結，可以發揮抑制作用，來幫助調控杏仁核這個腦內情緒中心；而缺乏睡眠則會讓這兩個區域失去連結，使得我們無法駕馭原始的衝動，讓情緒油門杏仁核踩太大力，負責煞車的前額葉卻又不足，以致喪失了情緒的穩定性。

缺乏睡眠，大腦會在情緒兩端大幅擺盪

《為什麼要睡覺？》書中提到有研究發現，睡眠遭到剝奪的人，腦內深處的另一個情緒中心對獎賞、刺激事物會有過度活躍的反應。這個中心是紋狀體（striatum），就在杏仁核的上方到後側，是和衝動與獎賞有關的部位，會接受神經傳導物質多巴胺的影響。前額葉的理性控制降低，這些快感區域的敏感度會提高，和杏仁核的情形一樣。

而睡眠不足會讓人的情緒狀態在正負兩個極端大幅擺盪。以青少年為對象的研究已經確定，自殺念頭、嘗試自殺以及完成自殺，和前一晚的睡眠剝奪有關。睡眠不夠充分，與兒童各時期的侵略、霸凌、行為問題有關。在成人監獄裡也觀察到，睡眠缺

乏和暴力有類似關聯。睡眠困擾也已經確認是使用成癮藥物的一項標準特徵。睡眠不足也會決定許多成癮症的復發率，從預防的立場來看，兒童時期睡眠不足，可以明顯預測青少年晚期會有藥物和酒精濫用的跡象。簡單來說，從絕望到希望的最好策略就是去睡一個好覺！如果你覺得今天糟糕透了，那就趕快去睡覺吧！

建立覺察與反思的習慣

保持專注最重要的技巧，就是要有能力覺察自己的不專注，唯有如此才能再一次啟動專注。注意力缺陷過動特質的人通常情感豐沛、情緒起伏明顯，容易因為外界刺激就情緒波動，也特別有感受力。

覺察與反思能幫助自己更好的掌握自己當下的狀態，這個能力也是情緒調節的關鍵，覺察自己，不斷透過反思整理與沉澱，我們的心性就會越趨穩定。覺察與反思的能力需要透過行動持續練習，唯有不斷地行動與修正才能掌握當中的技巧。

覺察與調節壓力

我常會刻意和孩子們談壓力，聽聽大家對於壓力的看法，也提醒孩子們練習覺察自己生活中的壓力，感知自己的壓力源，評估衡量自己現在的壓力指數。有孩子說到和人說話會有壓力，有人生活中主要的壓力來自於學習，無論是學科的學習還是音樂的學習，甚至有人在打籃球時會感受到壓力，因為擔心自己投不進。此外，有不少人的壓力源在於父母。

我認為最可怕的壓力不是外在環境的壓力，最具有傷害性的壓力通常是內在的壓力，也就是自己給自己的壓力，換句話說，就是不願意放過自己。孩子們普遍認為壓力是會讓自己感受到不舒服的刺激，會讓自己覺得緊張甚至焦慮。壓力是有重量的，就像你手上拿的東西一樣，壓力就是心裡承受的重量。還記得，從小只要在大考前、面對重要的報告或比賽前，我的身體都會有壓力反應，會不自主的咳嗽，咳到想要嘔吐，小時候並不知道這是壓力造成的，咬指甲的習慣則一直到新冠疫情爆發後才慢慢緩解。

排解壓力的策略很多，舉例來說：深呼吸和深吐氣；聽音樂和聽對的音樂；每天早上寫下感謝的事情；幫助他人；和動物相處；規律運動；找個人來抱一抱……。現在的環境比過去變化速度更快，資訊量也比以往更大，對孩子們來說，面對這樣的環境要有能力讓自己保持平靜，不是一件容易的事。壓力的覺知覺察和調節是需要刻意練習的，沒辦法克服也沒關係，就跟它共存吧！不要因為無法克服而責怪自己。

執行功能訓練

執行功能的訓練是在強化注意力缺陷過動症特質者最缺乏的計畫、組織與執行能力，也可以說是設定目標與達成目標的能力。在特殊教育輔導領域，只要談到注意力缺陷過動，多半都會特別強調此一能力的培養。

執行功能訓練的方案其實可大可小，最簡單的方案可以是和孩子討論自己因為注意力缺陷所造成的影響，思考改善方案並實際行動，行動過後檢核成果，再針對現況進行調整改善，提出一個新版本的方案。

面對注意力缺陷過動特質的孩子，在進行執行功能訓練時，通常會有三個主軸：

一、希望調整環境進而改善孩子在這個環境專注的表現，舉例來說，孩子在什麼樣的情境比較能專心，不受外界干擾而影響其注意力的表現，有的孩子在讀書時可能要先減少環境中可能讓他分心的誘因，透過調整座位、改變空間中物品的擺設、控制環境中的聲光刺激、非典型的工作環境……等。

二、引導孩子發展自己的專注策略，像是前面提到的有意識的創造斷點，將任務分段，幫助自己保持新鮮感……等。

三、搭配獎勵，簡單來說，就是要適時的鼓勵與犒賞自己，如果今天已經完成既定目標，那麼也要給予自己獎勵，藉由這樣立即的回饋機制，強化自己專注的行為，進而慢慢養成有效能的學習與工作習慣。

非認知能力的培養

正向心理學界提倡的非認知能力，對注意力缺陷過動特質的孩子來說特別重要，舉凡成長型思維、社會智能、恆毅力、樂觀……等。這些非認知能力可以幫助孩子對抗注意力缺陷過動特質可能帶來的負面影響，成長型思維讓孩子相信即便自己天生注意力比別人差，成長過程中容易受挫，但只要願意持續學習、持續努力就有機會帶來改變。雖然容易受到外界刺激而情緒波動，雖然常有機會把事情搞砸，能調節自己的壓力，調整自己的認知保持樂觀，穩定的堅持就能迎來轉機。在成長過程中，雖然可能歷經千辛萬苦，但只要我們堅持努力不放棄，找到自己恆久的興趣愛好，一樣能活出屬於自己本來的樣子。這些非認知能力雖然平常好像看不見，卻是內在核心支持的力量。在《曲老師的情緒素養課》一書中有對於非認知能力培養的詳細介紹，特別推薦注意力缺陷過動特質的人參考。

設立界線，避免成癮

注意力缺陷過動症特質很多時候比較隨性、不按牌理出牌，如果缺乏規則意識就很容易惹事闖禍，給自己和身邊的人帶來麻煩。在過去的輔導經驗中，許多孩子與成人都敗在沒有界線感，讓自己身陷泥淖。缺乏界線感就容易讓人失控成癮，所以在臨床上常見各式各樣的成癮問題，菸癮、酒癮、藥癮，以及現在最常見的網路成癮。我常提醒身邊的孩子，若是自己缺乏控制力，最好的方式就是不要接觸，一開始就把界線設定清楚。如果自己沒辦法自律，就要仰賴身邊他人的幫助，雖然我們不愛被管，但只要找到能夠讓自己心甘情願被管的人，那麼人生就成功一大半了，找到一個他愛你你也愛他，能接受你注意力缺陷過動特質的伴侶是致勝的重要關鍵。

網路成癮絕對是現在許多人正在面對的問題，如果你的孩子有注意力缺陷過動的特質，在網路使用上就要特別小心，一開始使用時就要建立好規矩，不能一下子完全放給孩子隨意使用。網路成癮是現代精神科醫師公認最難解的難題，只有注意力缺陷、過動還相對好處理，若再加上網路成癮，那就非常挑戰了！

放慢需要刻意練習

練習一次只做一件事，這是面對注意力缺陷過動症常見的提醒，但是有一點資深的過動人應該都會覺得這件事很不容易！因為沒辦法一次只專注一件事，我過去在分享時也常提到自己發展出因應這種狀態的工作策略……。不過，這種生活樣態有點像是小老鼠跑滾輪的感覺，當滾輪轉得太快，要停下來也不容易。再加上界線感差，生活與工作容易融為一體，或許這也是成人注意力缺陷過動容易焦慮和憂鬱的原因之一。

其實，今年以前，我總認為能這樣高速運轉是好事，把這樣的特質視為與生俱來的天賦，因為同樣的時間能做更多的事。但是所有狀態走向極端都需要付出代價，也可能產生不少後遺症，或許是如此，二〇二三年底突如其來的一場大病，我在師大演講時差點昏倒，救護車送去醫院時，確診為急性敗血症。老天爺刻意給我許多提醒，讓我體會學習放慢、刻意停頓與練習拒絕的重要。

這段時間，我給自己生活中的新功課是練習好好吃飯，好好睡覺，減少使用社群媒體，降低人際互動頻率，練習靜坐，也學習拒絕邀約……。這些生活中的減法要能落實真不容易，常常一不注意又會像那隻上了滾輪的老鼠……。

找到一位適合自己的生命教練

在我身邊許多有注意力缺陷過動症特質的孩子，在成長過程中除了得利於理解自己的家長和師長之外，多半也都會和專業人員長期合作，包含精神科醫師、心理師、特教輔導老師……等，這些人憑藉著自己不同的專業支持著注意力需求過動的孩子穩定發展。

除了與這些專業人員合作之外，我也建議可以試著找到能夠引導自己的生命教練（life coach），所謂的生命教練可能是具有豐富人生閱歷與智慧的人，也可以是本身有注意力缺陷過動特質同時也有輔導專業的前輩。簡單來說，擁有一樣特質的人，在他們早年的成長經驗中，可能遭遇相似的問題，這些生命教練已經憑藉著自己的努力克服困境，或是發展出能因應生活挑戰的適應策略，若是有這些教練的陪伴和引導，相信可以讓還在摸索的人更有效的突破與超越。這也是我成立陶璽特殊教育工作室和身生實驗教育機構的原因，希望為這個世界創造更多對孩子有幫助的生命教練！

就像《X戰警》系列電影的故事一樣，X教授查爾斯認為變種人需要學習控制自己的能力，運用自己與生俱來的特異功能幫助這個社會變得更好！X教授追求的是啟發每個變種人的優勢，在認識自己的過程中學習自我控制，發展自己所需的策略和生活模式，與普通人共存共融。他創辦的學校中，每一位老師都擁有特殊能力，他們對於一樣有特殊能力的孩子來說就是最好的教練。

而這系列電影中的另一個角色萬磁王也是一位厲害的教練，不過他與X教授的教育理念不一樣。萬磁王覺得變種人比較優秀，不應該被普通人限制，要成為社會的宰制者統治世界。他覺得X教授軟弱，向普通人創造的社會規則妥協，選擇讓變種人盡可能的隱身在這個社會中，不需要過度彰顯自己的能力，平時就像一般人一樣生活，只在危急時刻才展現自己的特殊能力。

其實，我並不排斥萬磁王的理念，因為現今社會的確有非常厲害的「特教生」，舉例來說，特斯拉的創辦人伊隆．馬斯克，他將自己的特質發揮到極致，靠著自己的天賦為這個世界帶來改變，創造新的社會秩序，也不斷讓我們看見人類的潛能。他的表現和成就更接近萬磁王心裡對變種人的期待，以及變種人和一般人類的關係。但在此也要提醒，並非所有特教生都具備這樣的能力！

對有些人來說，可能終其一生被自己與生俱來的特質困擾著，尤其在成長過程中，他們會需要經歷的挑戰是一般人難以體會的。我認為每個人都會遇到卡關的時候，適時求助有其必要性，絕對不要埋頭苦幹逼死自己，或許你正在面對的困難，別人早就經歷過了！無論是X教授還是萬磁王，找到一位適合自己的教練吧！

後記

重新認識自己

注意力缺陷過動症是一個再熟悉不過的議題，不論是我的生命經驗，或是身邊的夥伴和學生們，ADHD就是我們共同的標記，是我們共同的生活日常。二〇二三年是我重新認識自己，也重新認識注意力缺陷過動特質的一年，不僅是重要生命事件的影響，藉由本書的書寫也正好幫助我再一次梳理、釐清這個特質帶給我的祝福和困擾，也讓我更清楚看見自己的限制與需要特別注意和掌握的原則。

感謝願意與我分享自己生命經驗的朋友，書中的案例和故事都是有溫度的，因為無論是美好的生命經驗或是慘痛的經驗和教訓，都是真實的生命體會。謝謝這些朋友的自我揭露，讓我們能從他們的經驗學習，找到和自己特質和平共存的策略和方法。

我相信在閱讀本書前，絕大多數的人應該比較容易看見注意力缺陷、過動、衝動帶來的困擾和問題，希望有這樣特質的朋友不要灰心，因為你並不孤單，有許多的人和你一樣，正在努力尋求生命的平衡，希望這本書的付梓能帶給你們一些方向和力量，同時看見希望！

我常開玩笑說，聽障有所謂的聾（人）文化，其實注意力缺陷過動特質者也有自己的生活與生存方式，我們也有專屬自己的注意力缺陷過動症文化，期待在我未來的人生路上能與更多的「同族」人相遇，讓擁有一樣特質的人能相聚、相識，並把這樣的力量集結起來，為我們自己，為這個社會帶來正向的影響與改變。我希望更多人能正視過動兒的教養議題，尤其是會直接面對孩子的家長與師長，不當的管教、教養會帶給過動兒創傷，衍生出更多複雜的問題。

更深的理解，更好的陪伴

如果你正在看這本書，你身邊有這樣的孩子，一定要提醒這些身旁的大人好好學習，讓自己變得更專業，更有能力穩定的陪伴ADHD的孩子。不要忘記，書中特別提到的女性注意力缺陷過動症，她們是容易被忽略的一群人，她們可能比男性承受更大的壓力，更不被環境理解與接納，獨自承受面對痛苦。如果你身邊有這樣的孩子，要引導她認識自己的特質，讓她知道她與別人的不同，協助她們更平衡的看待自己，找到自己生命熱情。

注意力缺陷過動症特質的孩子需要的是理解，需要的是身邊的人給予容錯的環境，因為每一次的錯誤經驗都是重要的學習機會，不要濫用處罰責備，這樣做對行為改善真的一點幫助都沒有，反而會帶來許多副作用。練習接納這些孩子的感受，沒有人希望把事情搞砸，沒有人希望在大家面前爆走，過動兒並不願意這樣，他們需要的是更多的練習機會，更多被環境接納的機會。

雖然停筆在此，但是我對注意力缺陷過動症的探索不會停止，這本書只是階段性的終點，暫時的停頓。或許，關於ADHD的生命故事，在我六、七十歲的時候，可以再寫一本。

附錄 1

如果我的朋友有注意力缺陷過動症？

雖然越寫越像是在幫自己找藉口，合理化一些日常生活中的困擾，但想起高淑芬醫師說過的：選擇很重要！注意力缺陷過動症的人生使命就是要找到一個非常愛你，你也很愛的人。交朋友其實也是一樣的。

和注意力缺陷過動特質的人相處沒有那麼困難！只要讓自己保持彈性和耐心，我想就沒有太大的問題了。當然，如果是朋友的話，應該更能夠寬恕或原諒，當然，如果你真的已經受不了，一定要讓他知道，因為他很有可能還活在自己的世界，一點感覺都沒有。

一、要直接講重點

和注意力缺陷過動特質的人溝通，最好一開始就開門見山的說重點，再慢慢展開後續可能的細節討論。不然他們很可能會沒耐心聽。如果你和注意力缺陷過動特質的人交朋友，也可以試著這樣做，不然你可能常常會有一種感覺：他到底知不知道我在講什麼？要不就是談話的主題已經被帶偏，不然就是他的專注力早就不在你身上，不知道飄到哪裡去了。

二、要有耐心

跳躍思考容易讓他們不按牌理出牌，一下講東一下講西。有時候沒有耐心聽還真的會聽不懂他到底想要表達什麼，在意的是什麼。當然，也可能在面對一些事情時，情緒起伏特別明顯，如果你是一個容易受影響、跟著起舞的人，很有機會一起遭遇麻煩，舉例來說，可能就會在路上跟別人起衝突。當然，如果你嚮往刺激的生活，那就另當別論了。與其說和注意力缺陷過動特質的人打交道需要多一些耐心，應該說有注意力缺陷過動症特質的人需要主動結交有耐心、有條理的朋友，會更為貼切。

三、要保持彈性

因為他們可能跟你約了，然後忘記，或是時間掌握不好，所以大遲到，這都會影響到你原本既定的時間表和行程。或是答應你的事沒有做到，甚至根本不記得！這些讓人大傻眼的行為三不五時就會出現在他們身上。至於他們為什麼會出錯，我們就不需要探究了，因為對注意力缺陷過動症特質的人來說，人生本來就充滿了意外。很多時候，他們會養成一種隨遇而安的生活態度，有時候那是不得已的，因為執行功能的缺失，讓他們在許多事情上缺乏計畫與組織，以至於生命中比一般人出現更多不可預期和無法掌握的事。和這樣的人相處，若是缺乏彈性，一定會很痛苦。

四、要練習原諒

因為界線感不明，許多注意力缺陷過動特質的人在生活中很有可能會不自覺的踩雷，做出讓人覺得傻眼的行為，他自己可能覺得瀟灑、不拘小節，在別人眼裡卻很有可能是犯大忌。有時候也會因為過動、衝動的特質使他的言行影響到旁邊的人，對於長時間相處，或是比較親近的朋友，要不是本身也沒那麼傳統拘束，要不就是有很高等級寬恕的能力。

在注意力缺陷過動特質人造成你的困擾後，能調適自己並且原諒他。換句話說，如果你的容錯率很低，或是覺得生活中一切事物都要在自己的掌握之中，那麼，你要跟注意力缺陷過動特質的人交朋友應該是不太容易的。

五、要勇於冒險

注意力缺陷的人本質上有冒險犯難、突破困難的傾向，加上界線感差、思考跳躍，常常會有天馬行空的創意。在生活中常可以帶給人驚喜或是驚嚇！和注意力缺陷過動特質的人交往，很有可能可以幫助你突破自己的舒適圈，嘗試新鮮的事物，讓你超越自己生命的界線。

當然，如果是長期交往的朋友，可能也會需要在生活中適度扮演幫忙踩煞車的角色，因為注意力缺陷過動症發作時，恣意讓那些超越現實感的想像迸發，有時候也可能讓自己惹上麻煩。

其實，我認識的絕大多數有注意力缺陷過動特質的人都很真誠直接，跟他們當朋友會讓你的生活跳脫慣性，有更多不一樣的可能性。他們的成長型思維建立在不專注、過動和衝動上。嗯，以上這樣說得過去嗎？

附錄 2

注意力缺陷過動症也屬於異能？——《異能》影集帶來的啟示

近年來，有不少電影中的主角人設有超能力，韓國影集《異能》也是這樣的題材。對於電影中這些擁有超級能力的人來說，不僅能增添戲劇的張力，也可以讓這些人物角色的性格、情緒顯得有更複雜的層次。

在觀賞《異能》時，我會一直和過去常提到的美漫翻拍的《X戰警》做連結，這些「超人」不僅能力有別於所謂的一般人，在心理負擔上和人生經驗中也比其他人有更多挑戰，因為他們跟注意力缺陷過動特質的孩子一樣，需要在成長過程中更認識自己，有更好的策略幫助自己調節與生俱來的超能力，當然，也需要有能力承受外界不理解、甚至是歧視的眼光。這些非主流的人類，要能自然地生存在這個世界上，真的不是一件簡單的事，就像《異能》這部影集中會用「怪物」來稱呼異能者，在真實世界中，我們也聽過有過動的孩子被這樣稱呼。

從影集中清楚看見異能是會遺傳的，這和我在本書中提到許多注意力缺陷過動孩子的特質也有很高比例的遺傳性一樣，換句話說，這些孩子的家長也多半具有相同的特質。

影集讓我們知道後天訓練的重要性。唯有刻意訓練才能帶來能力上的提升，在孩子成長過程中，覺察是非常重要的，持續覺察與刻意練習才能讓個體覺醒。這也是我在《曲老師的情緒素養課》和《天賦就是你的超能力》這兩本書中不斷強調的概念。這些孩子身邊的大人非常重要，有好的教練，能讓有注意力缺陷過動特質的孩子更早掌握箇中技巧。而所有的特質都是一體兩面的，異能者可以成為保家衛國的工具，也可能是殺人武器。陪伴注意力缺陷過動特質的孩子時，要讓他們試著把自身特質的正面影響放大，同時發展合適的策略將特質的負面影響降低。

環境中的標籤化是無法避免的。影集中的異能者在社會上被稱為「怪物」，很多過動兒在學校環境也常伴隨著各式各樣特別的稱呼與歧視。隨著影集時間軸的推移，大環境不斷在改變，也讓這些異能者越來越難隱身，無論是環境中的監控設備、或是網際網路使得資訊傳播更訊息，這些環境的變化都讓異能者更無所遁形。

從古至今，注意力缺陷過動症的人數逐年攀升，其他類型特殊教育需求孩子的人數也持續增加，這就是「環境」變化帶來的改變，無論是特殊教育觀念的普及、鑑定工具的完備也都有所影響。是不是注意力缺陷過動的孩子越來越多呢？答案或許是也不是，有可能隨著社會大眾意識的改變，鑑定工具越來越完備，讓過去隱身的人現身。

我們很清楚知道父母與大環境互動的經驗會影響其教養子女的態度。影集中所有異能的父母都選擇隱藏自己的兒女，因為他們都受過被歧視的苦，甚至被有心人士利用。或許可以做一個調查研究，曾經被鑑定，曾經使用特教服務的家長對其子女接受鑑定與使用特教服務態度之影響。

異能只是這個人的一部分，而非全部！異能者即便有相同的特殊能力，但是他們每個人也都有不同的性格、習慣和喜好。但身邊的人通常很容易只看見異能，而忽略完整的個人！注意力缺陷過動特質的孩子通常也容易被他人這樣對待。不同的教養與教育模式造就不同的異能表現！《異能》中南北韓對於異能者的訓練，一種概念是發揮優勢天賦順勢引導，另一種是高壓磨練，目的是激發潛能。如果你問我比較支持哪一種方式？我會選擇順勢引導，避免不必要的高壓磨練。

《異能》中的「老師」在學校的工作是找出異能者，訓練他們上體育大學是很好的掩飾，因為所有特務都需要基本體能訓練，體育訓練比軍事訓練中性，較能掩人耳目。用升學指導的名義約談學生也是同樣的道理，每個學生都需要升學指導，就可以避免標記，如果未來特教的服務模式回歸每個人的個別需求，是否更能彰顯每個人的獨特性，特別也就沒有那麼特別了。

最後，我在《異能》這部劇看到愛和犧牲、理解與包容才能共融。父母和子女如此，異能者與普通人如此，過動與非過動如此，南韓與北韓也是如此。我們創造的不同，我們想像的不同，其實也並沒有那麼不同。

附錄
3

幫助過動症的助眠輔具——重力毯

在臨床與相關研究發現注意力缺陷過動症和自閉症通常伴隨睡眠問題，影響日常生活中的社交、情緒和認知功能。注意力缺陷過動症和自閉症是最常見的「神經發育」障礙之一，它們通常同時存在一些共同的症狀表現，像是執行功能、社會性互動與溝通等問題。此外，在臨床上，這兩種診斷通常都與各種睡眠問題有關。大約25～55％的兒童和青少年有睡眠問題，43～80％的ADHD成人有睡眠問題，在自閉症中比例更高，高達45～86％。

所謂的睡眠問題可以被定義為行為困難，像是就寢的阻力以及可診斷的睡眠障礙，像是失眠，《精神疾病診斷與統計手冊》（DSM-5）和《國際睡眠障礙分類》（ICSD）診斷之睡眠障礙。過去的研究發現ADHD或ASD的兒童、青少年和成人的睡眠問題，包括廣泛的睡眠問題，入睡潛伏期較長、夜間覺醒、睡眠效率較差、睡眠品質較低、總睡眠時間減少、就寢阻力等，與同儕相比，他們在夜間醒來，白天睡意顯著增加。

研究也發現，ADHD 或 ASD 的兒童、青少年和成人中常見的可診斷睡眠障礙，分為失眠、異態睡眠、睡眠相關呼吸障礙和睡眠相關運動障礙，包括阻塞性睡眠呼吸中止症、不寧腿症候群、週期性睡眠障礙、肢體運動障礙與睡眠呼吸障礙。而睡眠問題總是與各種社會、情緒和認知功能相關，包括認知困難（例如注意力、短期記憶和工作記憶問題增加）、情緒行為問題增加，以及生活品質受到影響。

然而，在患有神經發育障礙的個體中，人們對睡眠問題如何影響日常教育、家庭和工作活動知之甚少。迄今為止，針對 ADHD 或 ASD 的睡眠和日常活動研究主要集中在五至十四歲的學齡兒童，依賴父母或老師對睡眠問題或白天嗜睡之間關係的陳述和學校適應與學習表現。這些研究發現，睡眠問題對過動症兒童的學校適應及學習表現等多個方面產生負面影響，像是學校成績、課堂上的社交和情緒功能、學校課堂作業的完成情況和家庭作業……等。過去的研究較少關注 ADHD 或 ASD 的青少年、年輕人（十七至三十歲以下）和成年人的學業表現。ADHD 或 ASD 的青少年睡眠和日常活動的研究報告指稱，白天過度嗜睡可預測學生獲得較差的成績，情緒行為、易怒、自殘和攻擊性行為增加。

針對睡眠問題，除了藥物與心理治療外，這些年來也出現不少輔助睡眠的器具，我稱之為睡眠輔具，比較常見的是利用深層觸壓刺激原理（Deep Pressure Stimulation，簡稱 DPS）的重力毯，它是透過重量刺激人的副交感神經，並抑制交感神經，讓人產生像擁抱、撫摸這樣的深層觸壓覺，使心率和壓力激素降低，讓人感到放鬆、焦慮減輕。若交感神經時常處於過度亢奮的情況下，會無法好好放鬆休息，重力毯透過深層觸壓活化與啟動副交感神經，能幫助調節自律神經。

深壓刺激療法已經存在好幾個世紀，這種療法是對身體施加溫和的壓力，以緩解疼痛、減輕壓力並改善整體健康。深層壓力刺激療法最早的形式之一是指壓按摩。這種古老的療法起源於大約五千年前的亞洲，以針灸原理為基礎。指壓療法不使用針，而是使用手指或手掌的輕柔壓力來刺激身體經絡上的特定點。十八世紀，深壓刺激療法開始在醫療應用中受到關注。法國科學家讓－安托萬．喬瓦斯（Jean-Antoine

Chavasse）提出對身體特定部位施加壓力可以產生鎮痛效果的理論。根據他的研究，這是一種無需藥物即可控制疼痛的有效工具。自一九五〇年代以來，職能治療師會使用深壓刺激療法，對患者身體的不同部位施加溫和的壓力，主要目標是幫助患有感覺處理障礙的人調節壓力和提高專注力。重力毯則是應用深層觸壓刺激原理發展的減壓助眠工具。

美國《臨床睡眠醫學雜誌》（*Journal of Clinical Sleep Medicine, JCSM*）在二〇二〇年的一項重力毯研究指出，在為期四週的實驗中，一百二十位受試者在睡覺時被給予不同重量的毯子。結果發現，有近六成的受試者失眠嚴重程度降低，受試者表示除了睡眠品質改善外，也減輕了疲勞感、抑鬱及焦慮症狀。甚至在實驗後一年後大多數的受試者都選擇繼續使用重力毯。

《臨床睡眠醫學雜誌》歸納重力毯的好處如下：抑制交感神經，活躍副交感神經，平緩血壓、心跳，有助身體放鬆，有助眠效果。幫助紓壓，降低焦慮感和緊張感。讓人變得更耐痛。有研究指出，DPS可以使催產素濃度增加，增加疼痛閾值，使人疼痛忍受度變高，降低疼痛程度。刺激大腦釋放改善穩定情緒的化學物質，如讓心情變好的血清素，和讓人更專注的多巴胺等。當然，相關實證研究呈現出不同的結果。大多數關於重力毯影響的早期研究都集中在測量患有ADHD或ASD兒童的整體睡眠品質。研究發現，ADHD或ASD的兒童在躺下時，重力毯可以產生鎮靜和放鬆的效果。

瑞典的一個研究《The effectiveness of weighted blankets on sleep and everyday activities – A retrospective follow-up study of children and adults with attention deficit hyperactivity disorder and/or autism spectrum disorder》發現，在受試者中有59％患有注意力缺陷過動症和／或自閉症的兒童和成人表示，使用重力毯可以提高他們入睡的能力，這和過去其他研究的結果相符，這些研究皆顯示出每人睡眠總量增加的正向趨勢。

然而，研究中也提到這樣的結果可能與改善睡眠衛生所帶來的睡眠改善有關，包括行為、環境和認知的改變，像是改變就寢時間和就寢時間習慣、限制電子媒體的使用、限制咖啡因的攝取、改變臥室或睡眠環境。儘管如此，瑞典的研究認為重力毯對參與者的睡眠產生積極影響，其中80％的人已持續使用重力毯一到三年，81％的參與者認為自己的睡眠品質有明顯的改善，整個晚上都睡得更好。

看了這麼多研究，其實都不比自己實測來得有感。二〇二三年底，我特別找到顧眠的創辦人Elton，親身體驗重力毯的影響。這段期間以來，我只要在家睡覺就會蓋顧眠的重力毯。對我來說，這段時間睡覺感受是特別的，也讓我開始懷疑過去三十多年我有沒有真的睡著。

為什麼這樣說呢？我一直覺得自己沒有睡眠問題，因為我很好睡，躺下沒多久就睡著了，就算在各種奇妙的環境中也一樣。生理時鐘很規律，早上不用鬧鐘就會在固定時間自然醒，醒來後很快速就可以投入工作，整天精神也相當好，甚至不需要午休。

我開始體驗重力毯之後，這段期間睡眠上有明顯改變，心情上更是讓我會開始期待晚上睡覺，這樣的感受目前有點難用文字形容，如果一定要說，那應該會是「舒服」，蓋上重力毯後讓我睡得很舒適！

觀察自己的睡眠變化，其實應該算是明顯的，主要的改變有以下幾點：

一、使用重力毯讓我睡得很沉，過去睡醒完全不需要開機時間，現在從睡醒到清醒竟然有時間差，早上起床眼皮好重，感覺要從沉睡的狀態開機比以往困難。

二、每天睡眠時間拉長三十～五十分鐘，自然醒的時間開始往後延遲，現在開始會擔心睡過頭了，每天乖乖的設定鬧鐘。

三、開始作夢。我已經一、二十年不太會作夢，或者說是起床後還記得夢境。奇妙的是開始使用重力毯之後，幾乎每天都會作夢。根據腦科學家的說法，每個人每天都會作夢，當身體處於良好的睡眠狀態時，作夢是一個自然而必然的過程，尤其是在快速眼動（REM）睡眠期間。REM睡眠是一種深度睡眠階段，是作夢最常發生的時期。作夢被認為對情緒處理、記憶鞏固以及學習能力的發展都有重要作用。良好的睡眠包括足夠的深度睡眠和REM睡眠，這對於保持日間警覺性、情緒穩定和認知功能至關重要。

最後，也是我最滿意的。就是原本有顳顎關節附近肌肉緊繃問題的我，在使用重力毯之後，現在即使生活上的挑戰和壓力仍維持差不多的強度，但已經不會感覺到關節肌肉緊繃痠痛了。

當然，重力毯並不是睡眠的萬靈丹或是特效藥，在研究上也不斷強調影響睡眠的因素非多元。不過，如果這些助眠輔具能提供一點點幫助，或許就有機會為注意力缺陷過動症、自閉症、睡眠障礙的朋友帶來生活品質正向的影響。

國家圖書館出版品預行編目資料

ADHD新解Attention Diversity Hyperactivity Dreamer :展現注意力多樣性的行動造夢者/曲智鑛著. -- 初版 --臺北 :商周出版 : 英屬蓋曼群島商家庭傳媒股份有限公司城邦分公司發行, 2024.04
面； 公分. -- (商周教育館；71)
ISBN 978-626-390-112-4(平裝)

1.CST:過動症 2.CST: 注意力缺失 3.CST: 通俗作品

415.9894　　113004696

線上版讀者回函卡

商周教育館 71

ADHD新解 Attention Diversity Hyperactivity Dreamer
──展現注意力多樣性的行動造夢者

作　　者／曲智鑛
企劃選書／黃靖卉
責任編輯／黃靖卉

版　　權／吳亭儀、林易萱、江欣瑜
行銷業務／周佑潔、林詩富、賴玉嵐
總 編 輯／黃靖卉
總 經 理／彭之琬
第一事業群總經理／黃淑貞
發 行 人／何飛鵬
法律顧問／元禾法律事務所 王子文律師
出　　版／商周出版
台北市115南港區昆陽街16號4樓
電話：(02) 25007008　傳真：(02)25007759
blog: http://bwp25007008.pixnet.net/blog　E-mail：bwp.service@cite.com.tw
發　　行／英屬蓋曼群島商家庭傳媒股份有限公司城邦分公司
台北市115南港區昆陽街16號8樓
書虫客服服務專線：02-25007718；25007719　24小時傳真專線：02-25001990；25001991
服務時間：週一至週五上午09:30-12:00；下午13:30-17:00
劃撥帳號：19863813；戶名：書虫股份有限公司
讀者服務信箱：service@readingclub.com.tw　城邦讀書花園 www.cite.com.tw
香港發行所／城邦（香港）出版集團有限公司
香港九龍土瓜灣道86號順聯工業大廈6樓A室_ E-mail : hkcite@biznetvigator.com
電話：(852) 25086231　傳真：(852) 25789337
馬新發行所／城邦（馬新）出版集團【Cite (M) Sdn Bhd】
41, Jalan Radin Anum, Bandar Baru Sri Petaling, 57000 Kuala Lumpur, Malaysia.
電話：(603) 90563833　傳真：(603) 90576622　Email：services@cite.my

封面設計／林曉涵
排版設計／林曉涵
封面圖片／Ringo Hsu
印　　刷／中原造像股份有限公司
經 銷 商／聯合發行股份有限公司
新北市231新店區寶橋路235巷6弄6號2樓電話：(02) 29178022　傳真：(02) 29110053

■2024年5月7日初版一刷　Printed in Taiwan
定價380元

城邦讀書花園
www.cite.com.tw
 ISBN 978-626-390-112-4